体温上げで免疫力をアップ！
プチ断食でサラサラ血液に！

体を温めて病気にならない生き方

医学博士
石原結實［著］

永岡書店

はじめに

50万部を超えるベスト&ロングセラーになった『「体を温める」と病気は必ず治る』（三笠書房）という本を書いたのは、2003年のことでした。当時は「免疫力」や「自然治癒力」という言葉は、一般にはまだまだ知られていなかったように思います。

あれから3年しかたっていませんが、がんをはじめとする生活習慣病に対する考え方はずいぶん変わってきたのではないでしょうか。

生活習慣病は肥満が危険因子のひとつとして挙げられ、エネルギー過多の食生活が心配されています。がんの治療も、以前はとにかく「悪いところを切除する」考え方でしたが、現在ではいかに切除する部位を少なく、からだに負担をかけないかが重要視されるようになってきました。代替療法などでは、免疫細胞ががんの治療に活用されてきています。さらに、ストレスや気持ちの持ち方、食生活ががんの発症や予防にかかわっているのではないかという説も出てきています。

このように、病気に対する考え方は変化していますが、私の持論は「からだを温め、少食にすると病気は治る」ことで変わっていません。すべての病気は「血液の汚れ」から起こっているのです。血液の汚れを招くのは「からだの冷え」と「食べすぎ」。このふたつのことを避ければ、誰でも健康的な生活を送ることができるでしょう。

本書では、免疫のしくみやからだを温める方法、食べすぎないための「プチ断食」など、誰でもいつでもできる健康法を紹介しています。また、最後には軽い病気や不定愁訴を改善するための「予防・治療法」も紹介しています。

本書が皆様の病気を防ぎ、健康な生活を送る助けとなれば幸いです。

医学博士・イシハラクリニック院長　石原結實

もくじ

第2章　からだを守り、病気を治す免疫力のしくみ

編集協力／トゥー・ワン・エディターズ
本文レイアウト／AD・S・K・I
イラスト／フジサワミカ

Prologue

石原式
健康生活
5か条

Prologue-1

からだからのSOSサインを見逃さない

病気には何千、何百という種類があります。医療技術の進歩により原因がはっきりしてきた病気もありますが、西洋医学では原因不明とされるものがまだまだたくさんあります。発熱や下痢、肺炎といった感染症は細菌やウイルスが原因です。脳梗塞《のうこうそく》や心筋梗塞《しんきんこうそく》などは血液の粘度《ねんど》が増して血管がつまりやすくなるためと考えられていますが、病原菌がなぜ体内に侵入するのか、血液の粘度が増すのはどうしてなのかといった根本的なことははっきりしていません。

一方、漢方では2000年以上も前から「すべての病気は血液の汚れから生まれる」と考えられています。血液中に老廃物が増えると、からだは発疹《ほっしん》や炎症、動脈硬化《どうみゃくこうか》、がんなどの反応を起こします。つまり、こうした病気になるのは血液が汚れているという「からだからのSOSサイン」なのです（第1章参照）。

SOSサインが出たら要注意

●発疹

血液中の老廃物が皮脂腺《ひしせん》から排泄されるために起こる。血液の浄化作用のひとつ

●炎症

血液の汚れを発疹などで体外に排泄《はいせつ》できない場合には、体内で炎症を起こし、血液中の老廃物を燃焼しようとする。炎症に伴うのは発熱と食欲不振

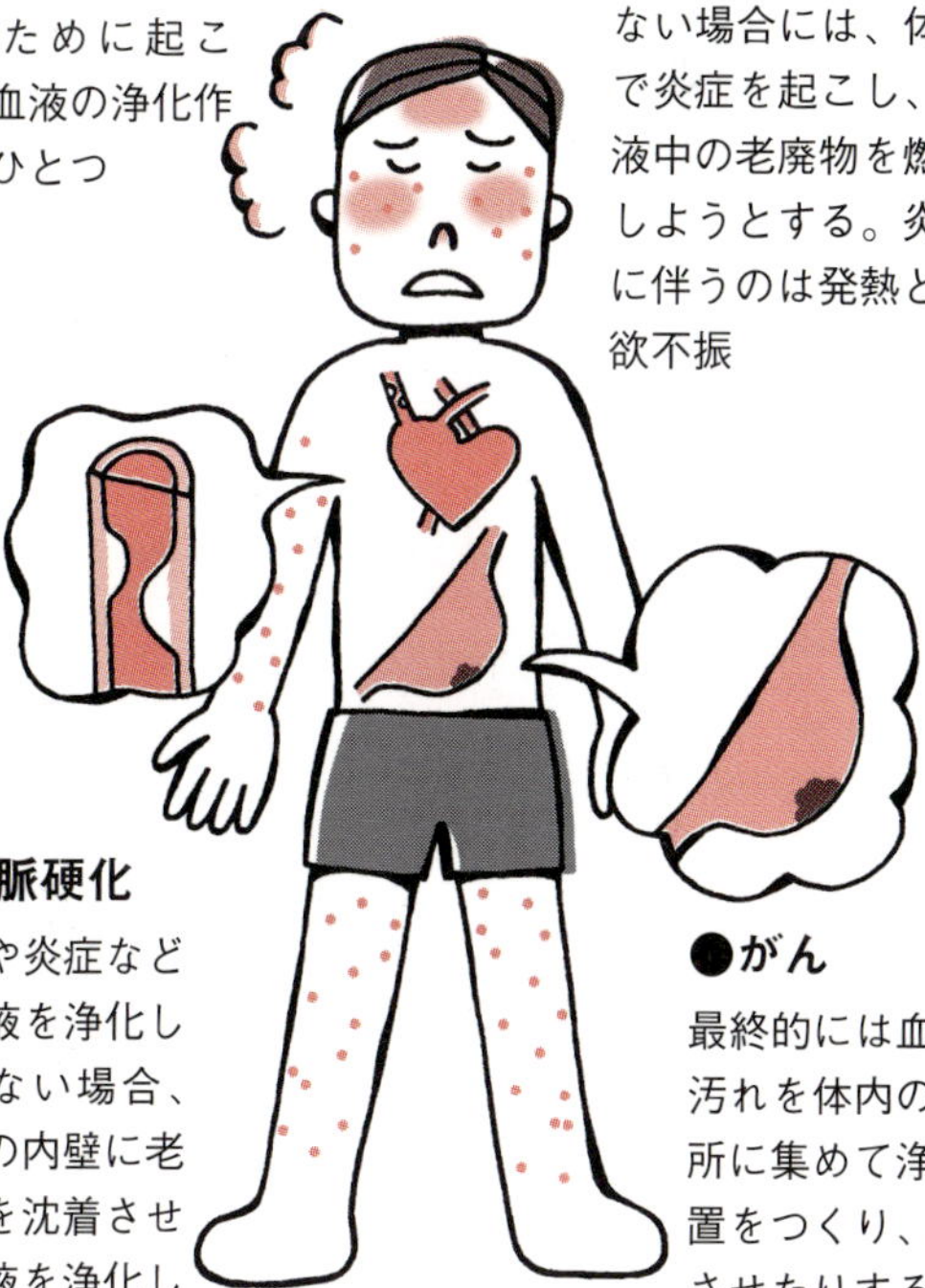

●動脈硬化

発疹や炎症などで血液を浄化しきれない場合、血管の内壁に老廃物を沈着させて血液を浄化しようし、動脈硬化が起こる

●がん

最終的には血液の汚れを体内の１か所に集めて浄化装置をつくり、出血させたりする。これが具現化したものが「がん」

Prologue-2

からだを温めて免疫力を上げる

健康な人の体温は36・5～37・0度とされていますが、最近では平熱が36・0度以下の人が多くなっています。からだが冷えると代謝が悪くなって、体内の糖質や脂質、たんぱく質が効率よく燃焼できなくなります。その結果、老廃物（栄養素の燃えかす）が血液中に多くなり、病気にかかりやすくなります。

人は誰でも、病気にかかったときに自分のからだを治そうとする「免疫力＝自然治癒力（第2章参照）」を持っています。免疫力の中心を担っているのは「白血球」ですが、人間の体温が1度下がると白血球の働きは30％以上ダウンするそうです。逆に、1度上がると5～6倍の働きをするとも言われます。

病気を治す、病気にならないからだをつくるためには、日頃からからだを温める習慣をつけ、免疫力を高めるよう心がけましょう（第3章参照）。

からだを冷やす生活習慣

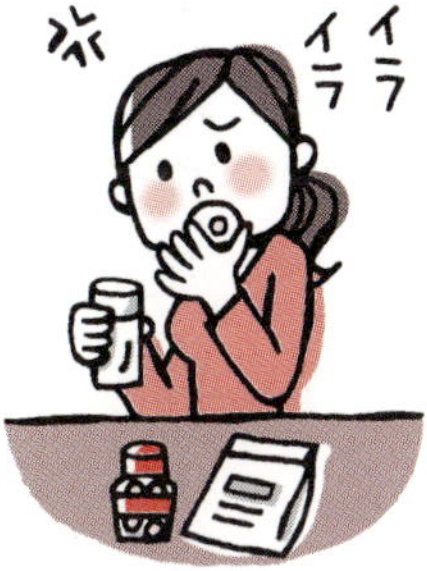

●薬ののみすぎ
●過度なストレス

●下半身の運動不足

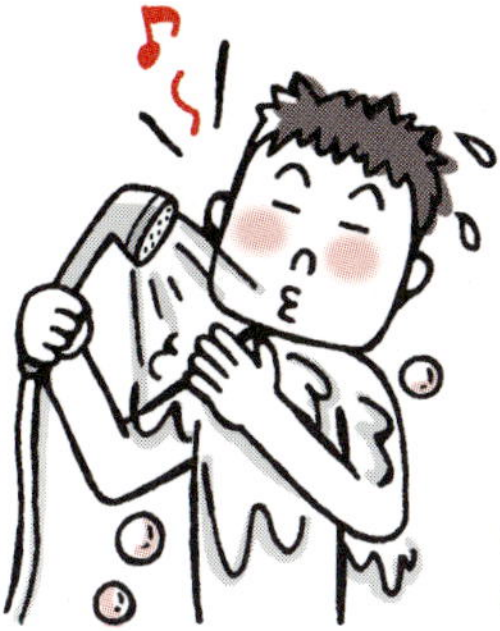

●入浴方法
（シャワーですませる）

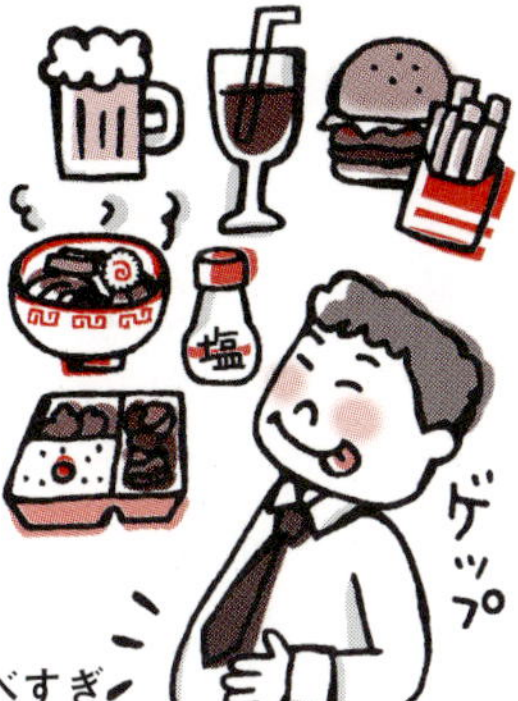

●食べすぎ
●からだを冷やす
食べ物のとりすぎ
●水分のとりすぎ
●塩分の過剰な制限

Prologue-3

プチ断食で血液をきれいにする

体調が悪いときには食欲が低下しますが、これは自然なことです。野生の動物は病気をしたりけがをしたときには、何も食べずにじっとして（断食状態）体力の回復やけがが治るのを待ちます。これは、満腹の状態だと、消化・吸収を行うため胃腸に血液が集中してしまい、病気やけがの部分に血液が十分流れなくなり回復に時間がかかってしまうためです。

また、「飽食《ほうしょく》の時代」である現代は食べすぎによる肥満が増え、血液が汚れている人が増加しています。断食などで食べすぎを防ぐのも健康法となりますが、本格的な断食は医師の指導が必要です。そこで、1日1食「朝食」を抜く「プチ断食」という、誰でも簡単にできる断食がおすすめです。無理やがまんの必要がないこの方法で血液をきれいにしましょう（第4章参照）。

食べすぎによる弊害

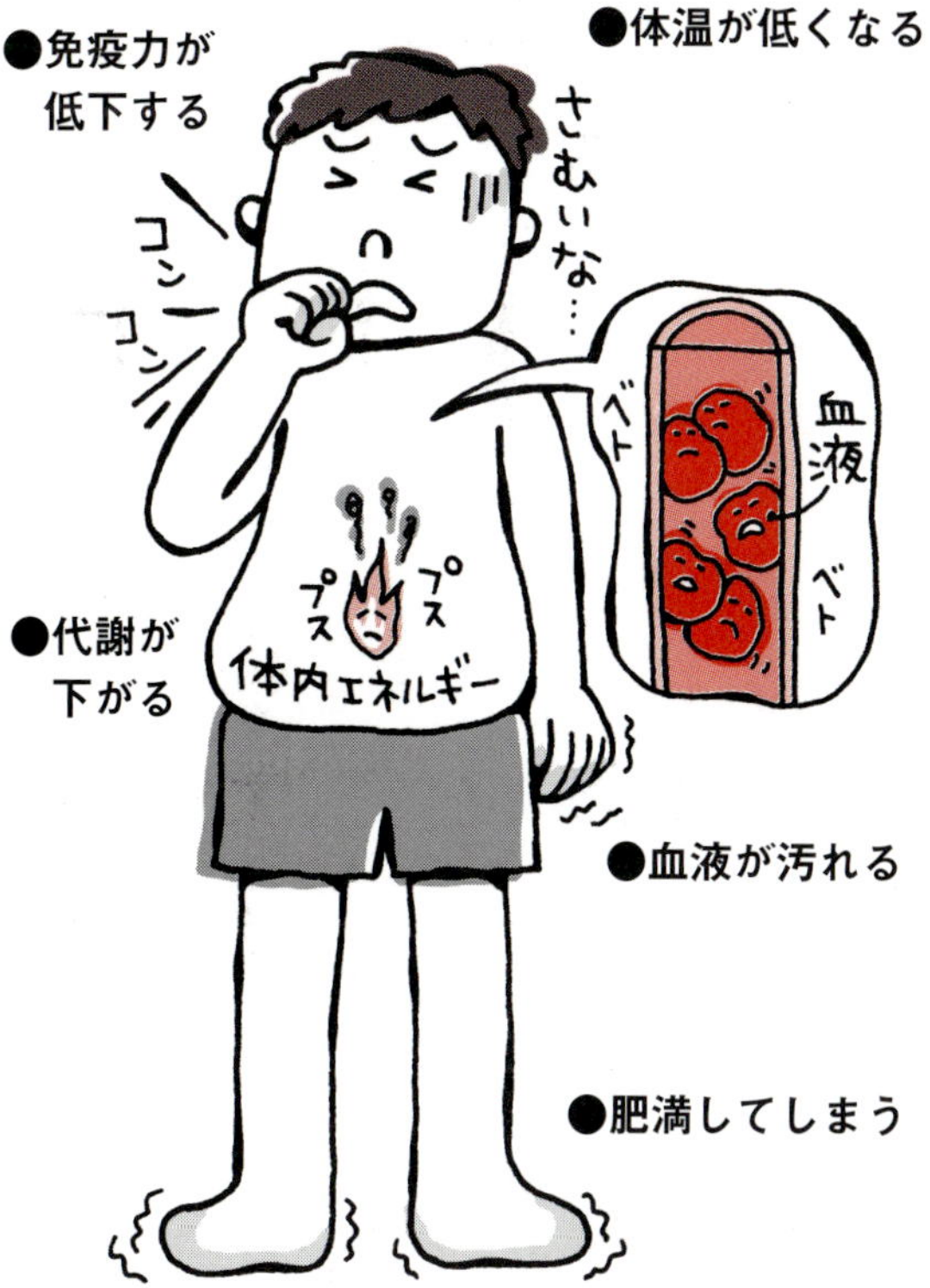
●免疫力が
低下する
●体温が低くなる
さむいな…
コン
コン
ベト
血液
ベト
プス
プス
体内エネルギー
●代謝が
下がる
●血液が汚れる
●肥満してしまう

Prologue-4
適度な運動で筋肉をつけ基礎代謝を上げる

人間の体内ではさまざまな場所で熱が生まれています（熱産生）。安静にしているときは、骨格筋で約20％、肝臓で約20％、脳で約18％の熱が発生しています。からだを動かしたときには、筋肉で発生する割合が80％近くになる場合もあります。これは筋肉質な人の場合なので、筋肉量が少ないともっと低下します。体温を上昇させるためには運動して筋肉を動かすことが大切と言えます。

健康のために「ウォーキングをしましょう」と言われるのは、筋肉の多い下半身を動かして体温を上げ、血液循環をよくするのに効果的だからです。人間の筋肉の70％以上が腰より下に集中しています。また、下半身を動かすと下肢《かし》の毛細血管が収縮《しゅうしゅく》・弛緩《しかん》して、心臓に血液が戻りやすくなって全身の血流がよくなります（第5章参照）。

体内での熱産生

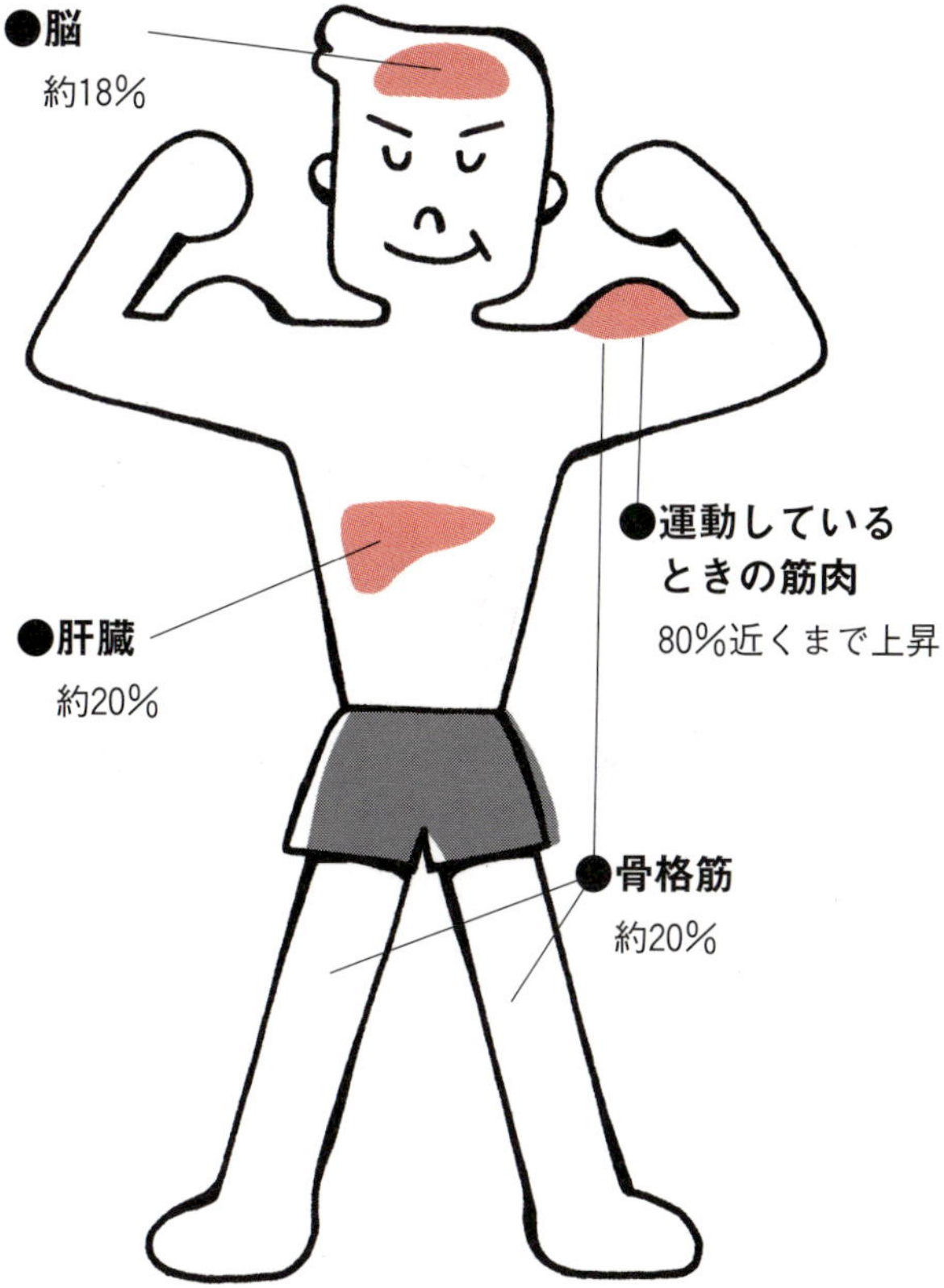
●脳
約18%
●運動している
ときの筋肉
80%近くまで上昇
●肝臓
約20%
●骨格筋
約20%

Prologue-5 万病のもとストレスと上手につき合う

最近では、高血圧や糖尿病、高脂血症《こうしけっしょう》といった生活習慣病、さらにはがんまでもストレスの影響を大きく受けていると考えられています。過度のストレスが長期間かかると自律神経が乱れ、免疫力が低下してしまいます。

自律神経には、リラックスしたときに優位になる副交感神経と、緊張状態で優位になる交感神経があります。過度のストレスが長期間続くと、交感神経が常に優位に立つため血圧が高い状態となり、血液の循環がスムーズにできなくなります。この結果、血液の汚れを招き病気を引き起こしてしまいます。

また、交感神経が緊張したままだと、免疫をつかさどるリンパ球の働きが低下して免疫力も低下してしまいます。病気にならないためには過度のストレスを避け、自律神経のバランスをとることが大切です（第5章参照）。

第1章

すべての病気は血液の汚れが原因で起こる！

医療技術が進歩しても病気がなくならない現状

「どうして病気になるのか、病気を防ぐにはどうしたらいいのか？」この疑問を誰でも一度は考えたことがあるでしょう。

内視鏡《ないしきょう》、超音波、磁気共鳴画像《じききょうめいがぞう》（ＭＲ）といった画像診断の医療技術が格段に進歩し、がんは「不治の病」ではなくなってきました。早期発見、早期治療によって上手につき合っていけるようにはなってきています。

しかし、だからといってがん患者が減っているわけではありません。１９７５年には13万６０００人だったがんによる死亡者数は増加の一途をたどり、２００１年では30万人を超え、日本人の死亡原因の第一位を占めています。

また、塩分のとりすぎが高血圧を招くと言われ、「減塩食」が盛んに進められていますが、高血圧と診断される人も増え続けています。「降圧薬《こうあつやく》」という薬で、高めの血圧を調整している人がいったい何人いることでしょう。

あとで述べますが、ほとんどの病気は血液が汚れているために起こります。本来、人間には「免疫力」という、からだを治そうとする力が備わっているのですが、血液の汚れが許容範囲を超えると治しきれなくなり、さまざまな病気を引き起こしてしまいます。

いわば、病気は「体内が汚れていますよ！」というからだからのSOS信号なので、まず血液をきれいにすることが大切なのです。しかし、現在の医学ではそうした点にはあまり触れず、症状を抑えたり悪いところを切除することが中心となっています。これでは、本当の意味で病気を治すことにはなりません。

現代医療の問題点は病気を根本から治していない点にある

血液が汚れていると老廃物が体内にどんどんたまっていく

漢方には「瘀血《おけつ》」という言葉があります。瘀血とは体内の血液循環がうまくできず、とどこおった状態のことを言います。

血液は全身の細胞に、酸素をはじめとした生命活動に必要な栄養を供給し、いらなくなった老廃物を回収して腎臓や肺に運び、尿や呼気《こき》、汗とともに体外に排出しています。つまり、血液は生命の源であり、血液の状態が健康を左右していると言ってもいいでしょう。

血液循環がとどこおると、尿酸や乳酸、ピルビン酸などの老廃物が血液中に増えてしまい、ドロドロ血液となってしまいます。サラサラの血液はきれいな川のせせらぎのように血液がスムーズに流れていますが、ドロドロ血液はドブ川のように汚れてしまい流れが悪くなります。食べすぎや運動不足などによって血液が汚れた瘀血の状態になると、「からだの冷え」を招き、さらに血液循環が悪くなって老廃物がたまるという悪循環に陥ってしまいます。

血液の汚れを引き起こす主な原因は「からだの冷え」と「食べすぎ」です。からだが冷えると代謝が低下して、糖質や脂質、たんぱく質が不完全燃焼を起こして燃えカス（老廃物）が出てしまいます。また、食べすぎなどによって余分な糖、中性脂肪、コレステロールなどが血液中に増えてしまいます。

全身に流れている血液が汚れると、からだはなんとかして細胞を守ろうとして、発疹、発熱、動脈硬化、がんなどのさまざまな反応を起こします。

生命の源である血液が汚れていると健康状態に悪影響を及ぼすことになる

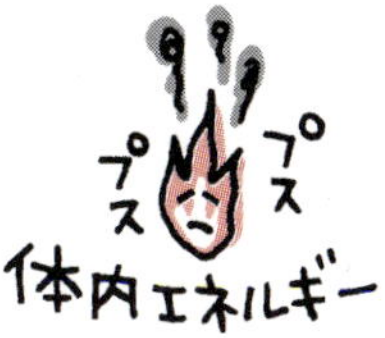

発疹は体内の汚れた血液の浄化作用 皮膚から老廃物が排出された結果起こる

皮膚はからだのいちばん外側にある器官です。外界からからだを守るという役目もありますが、それ以外にも、汗腺《かんせん》から発汗して体温を一定に保ったり、汗とともに老廃物を体外に排出するという大切な役割を担っています。

血液が汚れてくると、まず老廃物を汗といっしょに体外に出そうとするメカニズムが働きます。汗腺や皮脂腺《ひしせん》から老廃物を出すために、発疹が出て肌が荒れてしまうのです。

発疹には蕁麻疹《じんましん》、湿疹《しっしん》、乾癬《かんせん》、化膿疹《かのうしん》といったさまざまな病名がありますが、これらはすべて体内の老廃物が体外に出てくるときに起こる症状です。西洋医学ではステロイド剤や抗ヒスタミン剤で、発疹が出るのを抑制しようとしますが、これは表面的な治療で「血液の汚れ」という原因を改善していないのだから、治りにくいわけです。

発疹によるかゆみなどで、不眠、イライラ、食欲不振などがある場合には、こうした薬剤によって抑制することが必要なのでしょうが……。

血液が老廃物で汚れているのを浄化するために出ている発疹を、薬で無理矢理出ないようにすると、体内に汚れをとどめておくことになってしまいます。いわば、便や尿が出ないようにしてしまうようなものです。

体外に出すべきものを、薬の力で体内にとどめてしまっては血液の汚れはいつまでたっても浄化されず、炎症、動脈硬化、がんへと進行していってしまう危険があります。発疹はからだからの最初のSOSサインです。肌からのサインを見落とさず、自分の生活習慣を見直すきっかけにしてください。

発疹が出るのは血液が汚れている証拠 血液の浄化を心がけよう

発熱は体内で血液中の老廃物を燃焼しようとして起こる反応

冷え性の人や高齢者、体力のない人は発疹で血液の老廃物を体外に排出することは難しいようです。また、発疹が出ていても薬などで抑えて血液の浄化ができない人もいます。このような状態になると、次の段階に進み体内で炎症が起こり発熱してしまいます。

炎症とは肺炎、気管支炎、膀胱炎《ぼうこうえん》、腎炎《じんえん》など「……炎」のつく病気の総称で、漢方では血液の老廃物を燃焼しようとして起こる反応と考えられています。炎症には発熱と食欲不振がつきものですが、これはからだを守ろうとする生体反応なのです。発熱は老廃物を燃やすために発生し、食欲不振は血液が汚れる原因のひとつである「食べすぎ」を抑制する作用があります。

西洋医学ではウィルスや細菌などが炎症の原因となっています。たしかに、炎症を起こすのはこれらの病原菌です。自然界では、ドブ川やゴミ捨て場といった汚い場所にさまざまな細菌が存在していて、不要物を分解して土に戻しています。逆に、きれいな水が流れる清流にはこうした細菌はほとんど存在していません。つまり、人間の体内においてもサラサラの血液には病原菌はあまりいません。ドロドロで汚れている血液だからこそ、浄化するために病原菌が侵入すると言えるでしょう。

軽い炎症が起きているときには、からだを温めて発汗を促し、血液の汚れをなくすことがいちばんです。薬で病原菌を殺したり、発熱を止めてしまうことは、症状を一時的に抑えることはできても根本的な解決にはなりません。

軽い発熱程度のときはからだを温めて寝ることが回復への近道となる

心筋梗塞や脳梗塞を招く動脈硬化は血液をきれいにするために起こる

薬などで発疹や炎症を抑制して血液を浄化できなかった場合や、こうした反応を起こす体力のない高齢者や虚弱体質《きょじゃくたいしつ》の人は、血液の汚れを体外に排出する機能が低下しています。

このような状態が長く続き、血液が汚れたままでいると、今度は血管壁にコレステロールや種々の老廃物を沈着させて血液を浄化しようとします。これが生活習慣病で問題とされている「動脈硬化」です。血液中の余分なコレステロールなどが血管壁に沈着して、血管の内腔《ないくう》が狭くなり、ドロドロになった血の固まりがつまりやすくなった状態を言います。

血管が細くなれば血液は流れにくくなるので、必然的に心臓から血液を送り出す力が大きくなり「高血圧」を招きます。最近では、高血圧の薬が多く開発され、血管拡張薬やβ《ベータ》ブロッカー薬（心臓のポンプ作用を弱める薬）などが利用されています。こうした薬剤は、脳卒中や心筋梗塞などを一時的に防ぐことはできますが、血液の状態を改善してはくれません。

血液が汚れれば、血管壁にコレステロールなどを沈着させようとしますから、動脈硬化が進行してしまいます。次は血液中の老廃物を固めることで血液をサラサラにしようと、血栓《けっせん》（血の固まり）ができてしまいます。

このように、動脈硬化も人間のからだが血液をきれいに保とうとする生体防御反応のひとつと言えます。血液がきれいであれば病気にはならないし、病気になった場合には血液をきれいにすることが第一の目的となるのです。

高血圧、高脂血症、糖尿病などの生活習慣病は血液の汚れが引き起こす代表的な病気

最終的な血液の浄化方法が「がん」による汚れの結集

西洋医学では、動脈硬化や高血圧などはすべて病気とみなし、薬物で表面に現れている症状を抑制しようとします。つまり、こうした症状の根本的な原因まで考えず、目に見えているものだけを取り去ろうとするのです。

これでは、病気の原因となっている血液の汚れは、いつまでたっても改善されません。こうなったときに、からだがとる最終的な浄化方法は、汚れを一か所に集中してしまうことと、出血させて汚れた血液を排出させることです。

一か所に集中した汚れを浄化する装置、これこそが「腫瘍《しゅよう》（がん）」なのです。がんによって臓器から出血するのは、がん細胞が汚れた血液を体外に排泄して浄化しようとしているためです。がんのほかにも、胃《い》・十二指腸潰瘍《じゅうにしちょうかいよう》、鼻血、切れ痔《きじ》、歯肉炎などによる出血も、汚れた血液を体外に排泄しようとする浄化反応のひとつと言えるでしょう。

西洋医学では、がんは切除するのが第一と考えられています。しかし、根本的な原因である血液の汚れを改善しなければ、がんはまたどこかに発生してしまうでしょう。切除した後で再発するケースが多いのは、血液の浄化をおろそかにしているからではないでしょうか。

出血やがんは、それ自体が病気であることはもちろんなのですが、同時に血液が汚れているという最終的なサインであり、浄血反応であることも忘れてはなりません。悪いところを切除したからといって根治したわけではないのです。根本的な血液の汚れを改善しないかぎり、再発する危険性は高いのですから。

目に見える悪いところを一時的に治すだけなく血液をきれいにすることが大切

人間のからだを守るのはその人に備わった免疫力

最近、「免疫力」という言葉がよく聞かれるようになってきました。免疫力とは、人間にもともと備わっている、体内に不調があるときにそれを治そうとする力で、以前は「自然治癒力」と呼ばれていたものです。

医学が進歩しても、もっとも多い病気である「かぜ」を治す薬は発見されていません。かぜをひいたときには、体内の免疫力がウイルスなどをやっつけてくれるのを待つしかありません。つまり、人間にはもともと「病気を治す力」が備わっているのです。

ただし、免疫力には個人差があります。強い人もいれば、弱い人もいます。免疫力を高めることが「病気にならないからだ」をつくるうえで、もっとも大切なことです。

　では、免疫力を高めるためにはどのようなことを心がけたらよいのでしょうか。お金がかかったり、何かの道具が必要だったりするのでしょうか。いいえ、免疫力は、すべての人にもともと備わっているものですから、日常生活のすごし方やちょっとした工夫で高めることが可能なのです。

　からだを温めたり、食生活を改善したり、運動習慣、ストレスとのつき合い方など、明日からでもとりかかれることばかりです。

　まずは、免疫力で重要な役割を占めている白血球についてよく知り、免疫力が体内でどのように作用しているのかを理解することから始めましょう。

すべての病気は自分の「免疫力」で治せる　病気知らずのからだをつくろう

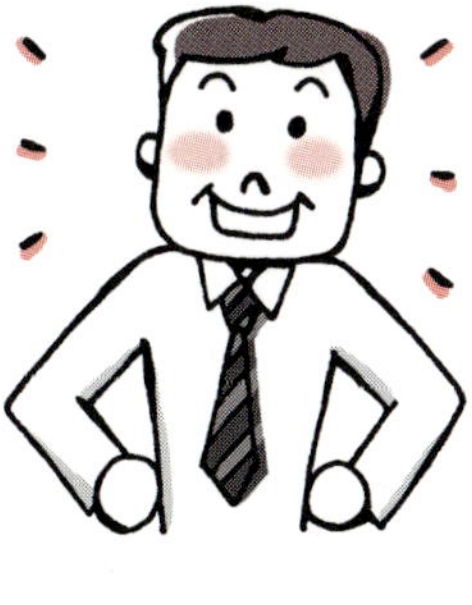

Column

病気の芽である「未病」に気づくことが大切

中医学では「未病《みびょう》」も立派な病気とされています。未病とは「病気」とまでは言えないけれど健康でもない状態のことで、生活習慣を改善すると治るものを指します。

肩こりや腰痛がひどかったり、なんとなくからだがだるかったり、ひどい頭痛がある、冷え性に悩まされている、気分が落ち込んでしまうといった、西洋医学では病気とみなされていない不定愁訴《ふていしゅうそ》などがあてはまります。また、これといった自覚症状はないけれど、健康診断などで数値が基準値にあてはまらない人もそうです。

これらは病気になっているわけではありませんが、体内でなんらかの異常が起こっている危険性があります。このようなときには、血液が汚れている場合が多いので、食べすぎないよう注意し、からだを温めて血液循環をよくして免疫力を高めるようにしましょう。睡眠を十分とって休養をとり、心身をリフレッシュさせることも大切です。

第2章

からだを守り、病気を治す免疫力のしくみ

医療技術が進歩した現在でもかぜを根本的に治す薬は存在しない

誰でも一度は経験したことのある「かぜ」は、もっとも身近な病気のひとつです。CT（コンピュータ断層撮影）やMR（磁気共鳴画像）、内視鏡、超音波などさまざまな検査技術が開発され、新薬もどんどんつくられていますが、かぜを根本的に治す薬はありません。

かぜの原因はその大部分がウイルスです。ウイルスを駆逐《くちく》する薬は、まだほとんど開発されていません。最近、インフルエンザウイルスに有効な薬が出ましたが、すべてのインフルエンザウイルスに有効なわけではありません。数え切れないほど存在するウイルスに対抗する薬をつくることは、不可能に近いので「かぜを治す薬を開発したらノーベル賞がとれる」と言われているのです。

かぜを治してくれるのは薬ではなく自分が持っている免疫力

通常、かぜをひいたときにのんでいる薬は、発熱を抑えたり、せきが出ないようにしたりといった症状を抑える薬です。これらは症状を和らげるだけで、かぜの原因であるウイルスを攻撃するわけではありません。

かぜのときにもっとも有効なのは、人間に備わっている免疫力です。白血球などの免疫細胞が、病原菌を攻撃して駆逐しています。白血球が病原菌を殺すときに炎症が起こるので発熱し、病原菌を殺した白血球の残骸《ざんがい》が鼻水やたんといった症状として現れます。つまり、かぜに伴う症状は免疫細胞が病原菌を攻撃して起こっているものなのです。こうした反応を薬で止めてしまうと、免疫力が効率よく発揮できません。かぜを治すいちばんの早道は、からだを温めてぐっすり眠り、免疫力を高めることなのです。

生まれたときにはほとんど備わっていない獲得免疫

免疫力には、生まれつき持っている「自然免疫（治癒力）」と、病原菌や微生物が体内に侵入したときにそれらに抵抗する「抗体《こうたい》」がつくられたことによる「獲得免疫《かくとくめんえき》」の二種類があります。自然免疫は体内に侵入した異物を、白血球（好中球《こうちゅうきゅう》やマクロファージなど）が食べて攻撃するものです。一方、獲得免疫は白血球のリンパ球が「抗体」と呼ばれる物質をつくり、病原菌を無力化するものです。

抗体は侵入した異物1種類に対して1つつくられます。このため、一度、抗体ができると同じ病原菌が侵入しても、前回つくられた抗体が働くため同じ病気にかかることはありません。風疹《ふうしん》、水ぼうそう、おたふくかぜなどがその代表的な病気です。獲得免疫を利用して病気を予防するのが、子どもの頃に行われる「予防接種」です。

予防接種は発症しない程度に処理した微量で弱い病原菌を、健康な体内に注射して病気を発症しないようにあらかじめ「抗体」をつくるものです。子どもの頃に受けるものが多く、風疹、ポリオ、麻疹《ましん》、水ぼうそうなどが代表的なものです。インフルエンザの予防接種もそのひとつです。

抗体は病原菌が体内に侵入してつくられるものなので、母親の胎内《たいない》で無菌状態にあった新生児に獲得免疫はありません。生まれてからしばらくは母親の免疫によって守られますが、その後、さまざまな病原菌が体内に侵入し、抗体がつくられる経緯を繰り返して、免疫力が少しずつ高まっていくのです。

獲得免疫は生まれたあとでつくもの
体内に侵入した異物の種類によって決まる

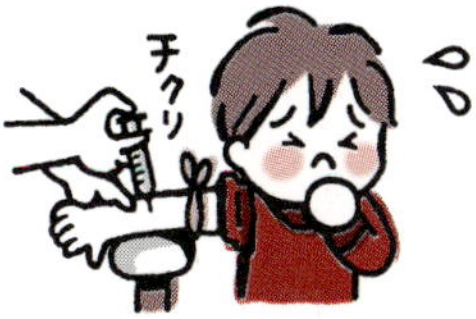

赤ちゃんに免疫力をつける強い味方となる「母乳」

母乳は赤ちゃんにとって理想的な食べ物と言われています。赤ちゃんに必要な栄養がすべて含まれていることはもちろん、消化・吸収能力が低い赤ちゃんが利用しやすくなっている点も見逃せません。さらに、出産後の数日間に分泌される「初乳《しょにゅう》」には、免疫力の未熟な赤ちゃんを守るための「免疫物質」が含まれていることも重要な意味を持っています。

赤ちゃんには「獲得免疫」がほとんどありません。無菌状態だった母親の胎内からいったん外に出ると、そこは細菌やウイルスがあふれかえった外の世界です。注意していてもなんらかの病原菌に感染してしまうでしょう。

こうした感染から赤ちゃんを守るのが、初乳に含まれている「免疫グロブリンA（IgA）」や「ラクトフェリン」といった免疫物質です。これ以外にも腸内に存在する「ビフィズス菌」も感染予防に役立っています。

赤ちゃんは生後6か月をすぎると感染症にかかりやすくなると言われますが、これは母親から受けた免疫がその頃になると少なくなってしまうためです。このため、6か月をすぎると感染症にかかりやすくなるのです。赤ちゃんが直接触れる哺乳《ほにゅう》びんなどを消毒する必要があるのは、感染症のリスクを低くするためなのです。

ただし、前にも述べたように獲得免疫は、病原菌が体内に侵入してはじめてつくられます。あまりにも無菌状態で育てると、獲得免疫が少なくなってしまい、成長してからかえって病気にかかりやすくなる心配もあります。

病気に対抗する獲得免疫「抗体」は後天的につくられる

子どもがかぜをひきやすいのは自然なこと 病気をして抗体をつくる

最近、雑菌などに対して過剰に反応する傾向が増えています。もちろん、外遊びから帰ったときの「手洗い」や、ごはんを食べる前の「手洗い」は感染症を予防するために大切なことです。しかし、外出したときには消毒シートが欠かせない、子どもが泥んこになって遊ぶなんてとんでもないと、過剰に反応しているケースも見られます。先にも述べたように免疫のなかには「獲得免疫」という、いろんな病原菌に感染することで免疫を高めていくものもあります。感染しないと免疫（抗体）もついていかないので、あまりにも予防しすぎていると、免疫力がかえって低くなってしまうことになります。

子どもはさまざまな病原菌の感染を受けるたびに新しい抗体を増やし、これを積み重ねることで、徐々に感染症にかかりにくくなっていくのです。つまり、子どもが幼いほど感染症にかかりやすいのは自然なことで、無菌状態に隔離してしまっては必要な免疫力もつかないまま大人になってしまいます。その結果、大人になってから感染症にかかりやすいという心配が出てきます。

また、ある程度の年齢になると、保育所や幼稚園などで日中は集団生活を送るようになります。もともと感染症にかかりやすい子どもが集まっているのですから、お互いに病気をうつしあい、さらに感染症にかかる機会が増えるという相乗効果があります。インフルエンザ、おたふくかぜ、麻疹、風疹、水ぼうそうといった、かかると重症化しやすいものは別ですが、軽いかぜ程度あれば、過度に反応する必要はありません。

子どもは病気になりながら病気に対抗する免疫力を高めている

免疫力の中心となっている白血球の種類と働き

白血球は血液の成分のひとつです。白血球は1㎣中に、男性では3700～9700個、女性では3500～8200個程度あります。体内に病原菌が侵入したときには、白血球の個数が増えて異物を攻撃して無力化させます。

かぜを例に挙げてみると、ウイルスなどの病原菌は常に体内に侵入しています。体内に侵入したウイルスの量が多かったり、免疫力が低下しているときには体内でウイルスが増殖してしまいます。

増殖したウイルスを攻撃するために白血球が活発に働き始めると、同時に発熱やくしゃみ、鼻水を促す神経伝達物質が放出されます。こうしてかぜの症状が発症します。白血球の働きで体内のウイルスが無力化されると、白血球の活動も沈静化するので、かぜの症状も治まるのです。

このように、免疫の中心となって働く白血球ですが、大きくふたつに分けられます。ひとつは病原菌をそのまま食べて殺してしまう、自然免疫を担う「顆《か》粒球《りゅうきゅう》」や「マクロファージ」、もうひとつは主に抗体をつくり獲得免疫に働く「リンパ球」などです。

これらの免疫細胞が体内の病原菌を殺したり、ウイルスに対抗する抗体をつくり出し、体内の病気を治したり予防したりしています。白血球の働きをよくすることが免疫力の強化につながり、病気になりにくいからだをつくる基本となると言えるでしょう。

病気と闘う白血球のパワーを高めることが健康生活への第一歩

病原菌を食べて殺す「顆粒球」と「マクロファージ」の働き

「顆粒球」には「好中球」「好酸球《こうさんきゅう》」「好塩基球《こうえんききゅう》」の3種類があります。顆粒球のうち95%を好中球が占めています。好中球は白血球全体の40～70%を占めていて、免疫の中心を担っている免疫細胞です。顆粒球は体内に侵入した大きな病原菌（細菌など）を飲み込んで殺します。このとき、顆粒球も細菌といっしょに死んでしまうので炎症が起こります。

好中球1個が食べる細菌の量は10～20個ですが、おなかいっぱい食事をしたあとや、血糖値が高いときにはその半分程度しか働きません。つまり、からだがおなかいっぱいの状態では、好中球もおなかいっぱいなのか、貪食能力《どんしょくのうりょく》が低下するそうです。病気のときに食欲不振になるのは、空腹時に免疫力が高くなるのをからだが本能的に知っているためでしょう。

また、運動したあとや入浴後にも好中球の働きは活発になります。これは体温が上昇すると好中球が活発に働くことを示しています。このため、免疫力を高めるためにはからだを温め、食べすぎないことが大切なのです。

「マクロファージ」はアメーバのような触手を持っています。体内に侵入した病原菌などの異物を飲み込んで殺す、好中球と同じような役割を担っています。それと同時に、顆粒球やリンパ球に「体内に異物が侵入した」というサイン（サイトカインという物質）を出して、免疫反応のコントロールを行います。体内の異物が少なくなったら、「もう大丈夫」というサインをほかの免疫細胞に送って免疫反応を終了させます。

自然免疫を担う「顆粒球」と「マクロファージ」が免疫反応の大部分を担っている

マクロファージの働き

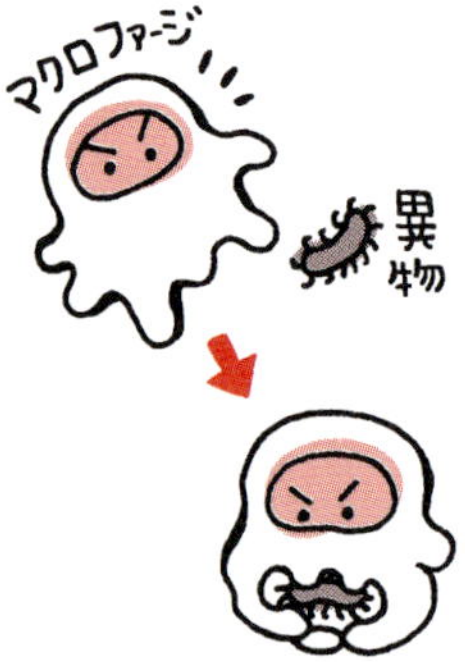

1

体内に異物が侵入すると捕まえて食べる

マクロファージはアメーバのような触手を持っている。病原菌などの異物を発見したら、触手で捕らえて丸ごと飲み込む。

2

情報を伝える

「サイトカイン」などの物質を出すことで、捕食した病原菌の情報を顆粒球やリンパ球に伝え、同時にNK細胞（52ページ参照）を活性化させる。異物が少なくなったら、免疫反応の沈静化の指令を顆粒球やリンパ球に出す。

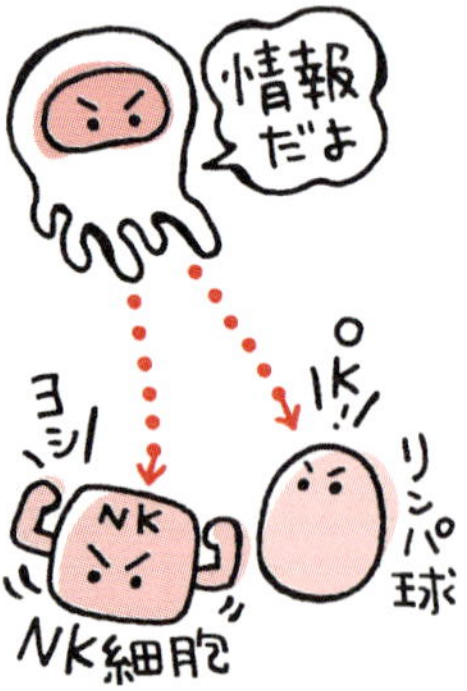

顆粒球の働き

1

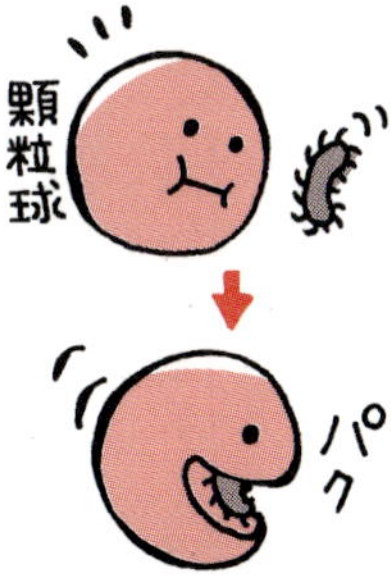

体内に異物が侵入すると捕まえて食べる

顆粒球には「好中球」「好酸球」「好塩基球」の３種類がある。もっとも多くを占めるのは好中球。細菌など、比較的大きな病原菌を飲み込む。病原菌を飲み込むと死滅してしまい、炎症を起こす免疫細胞でもある。マクロファージよりも貪食能力が高い。

ワンポイントアドバイス

●マクロファージと顆粒球を総称して「食細胞《しょくさいぼう》」と呼ぶ。病原菌などの異物を飲み込んで退治する免疫細胞の総称

抗体をつくり出してウイルスを無力化するリンパ球

白血球の20～55％を占めているのが「リンパ球」です。リンパ球には「T細胞」「B細胞」「NK細胞」という3種類があります。獲得免疫を担っているのがこのリンパ球です。

体内に侵入した病原菌などの異物は、大きなものは顆粒球やマクロファージに飲み込まれます。ここで見逃された小さなウイルスやたんぱくを攻撃して、無力化するのがリンパ球の主な働きです。

マクロファージが異物を飲み込むと、リンパ球に異物の特徴などの情報が伝えられます。T細胞がマクロファージから情報を受け取ると、それがB細胞に伝えられます。B細胞は情報をもとに、ウイルスなどの病原菌を無力化する

「抗体」をつくります。これが獲得免疫と呼ばれるものです。

NK細胞は別名を「ナチュラルキラー細胞」とも言い、ウイルスや細菌などにおかされた細胞を攻撃します。がん細胞を攻撃することで知られています。顆粒球やマクロファージなどは、体外から侵入した異物を攻撃するだけですが、NK細胞は細菌やウイルスに感染した細胞、がん細胞を攻撃します。T細胞やB細胞と違って、マクロファージからの指令がなくても異物を攻撃する性質を持っています。

T細胞、B細胞、NK細胞の詳しい働きやしくみが、詳しく解明されたのは最近のことです。がんの治療などで注目され始め、研究が進められています。からだを治そうとする人間の免疫力は、複雑に絡み合って機能しています。

リンパ球はからだを守るため連携し合って高度なシステムを構築している

リンパ球のしくみと働き

1

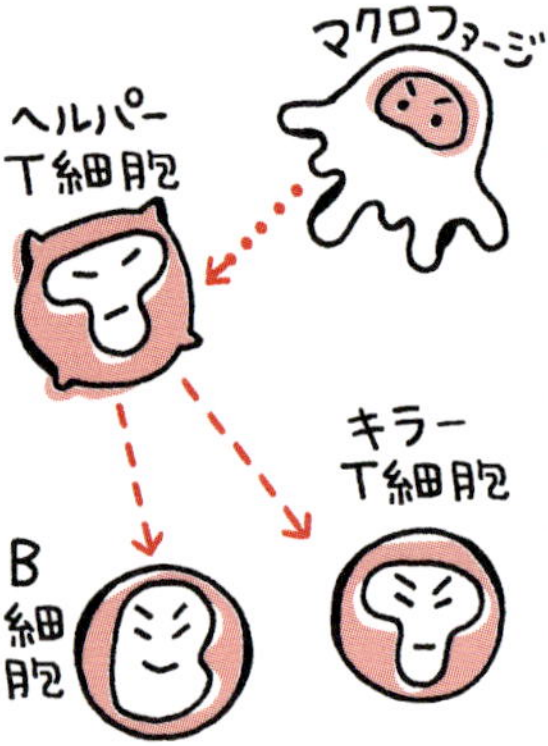

T細胞（ヘルパーT細胞・キラーT細胞）

マクロファージが病原菌などの異物に関する情報を、ヘルパーT細胞に送る。ヘルパーT細胞は、キラーT細胞やB細胞にその情報を送り活性化させる。キラーT細胞はがん細胞やウイルスに感染した細胞を攻撃する。

2

B細胞

ヘルパーT細胞から情報を受け取ると、異物に対抗するための抗体をつくり出す。ただし、ひとつの抗体は1種類の抗原（ウイルスなど）にしか対応しない。鍵と鍵穴のような関係。これを「抗原抗体反応」という。

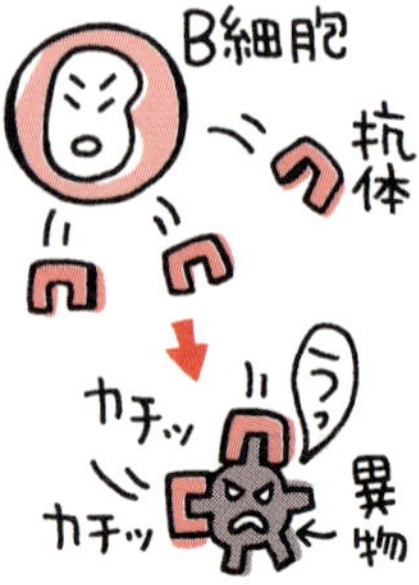

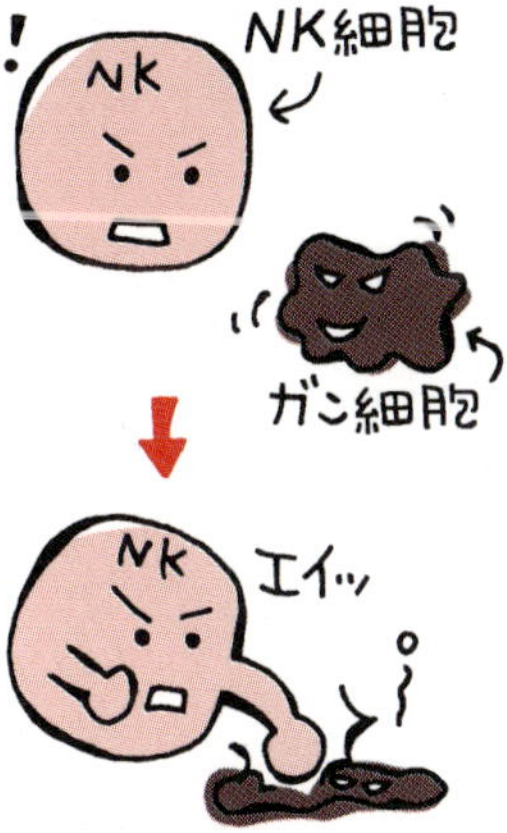

3
NK細胞

マクロファージの指令を受けて動くT細胞やB細胞とは異なり、がん細胞やウイルスなどに感染した細胞、異物を見つけるとすぐに攻撃する。NK細胞は自然免疫の一種でもある。がん細胞を攻撃するため、がん治療の分野で注目されている。

ワンポイントアドバイス

- リンパ球は顆粒球やマイクロファージよりも複雑なメカニズムでからだを守っている
- がんとの関係が深いため、今後の研究が期待されている

血液が汚れているときほど免疫力は活発に働く

病原菌は血液中の老廃物を燃焼させ、血液を浄化しています。つまり、汚れている血液のほうが、病原菌がたくさん入りやすくなると考えられています。ごみ捨て場やどぶ川に雑菌がたくさんいるように、ドロドロ血液のほうが住みやすいのでしょう。自然界にいる雑菌は、不要なものや死んでしまったものを分解して土に戻しています。血液中の病原菌も、同じように血液中の老廃物を燃焼させて血液を浄化しているのです。

病原菌が体内で活発に活動していると、免疫反応が起こり、発熱や鼻水、くしゃみなどの症状が現れます。病原菌が血液を浄化し、その病原菌を体内から駆逐するのが免疫力です。病原菌は自然界に存在するものですから、これに感染するのは避けられないことです。感染して炎症を起こしたときには、血液が汚れていてそれを病原菌がきれいにしてくれていると考えましょう。

このとき、解熱薬や鎮痛薬で安易に炎症を抑えてしまうと、体内を浄化する免疫力まで低下させてしまうことになります。

病気になるのは血液が汚れているサインと考え、自分の生活習慣を振り返って改善すべきところをチェックしてみましょう。血液が汚れる原因には「食べすぎ」「からだの冷え」「運動不足」「過度のストレス」などがあります。

白血球の働きは、体温が1度下がると30％以上ダウンし、反対に、平熱より1度以上上昇すると5～6倍になると言われています。免疫力を上げるには「からだを温める」ことがいちばん大切です。

病原菌はからだに悪いことをしているわけではない血液を浄化している

体内で行われている免疫反応

①体内に病原菌などの異物が侵入する

⑦発熱、くしゃみ、鼻水といった炎症反応がからだに起こる

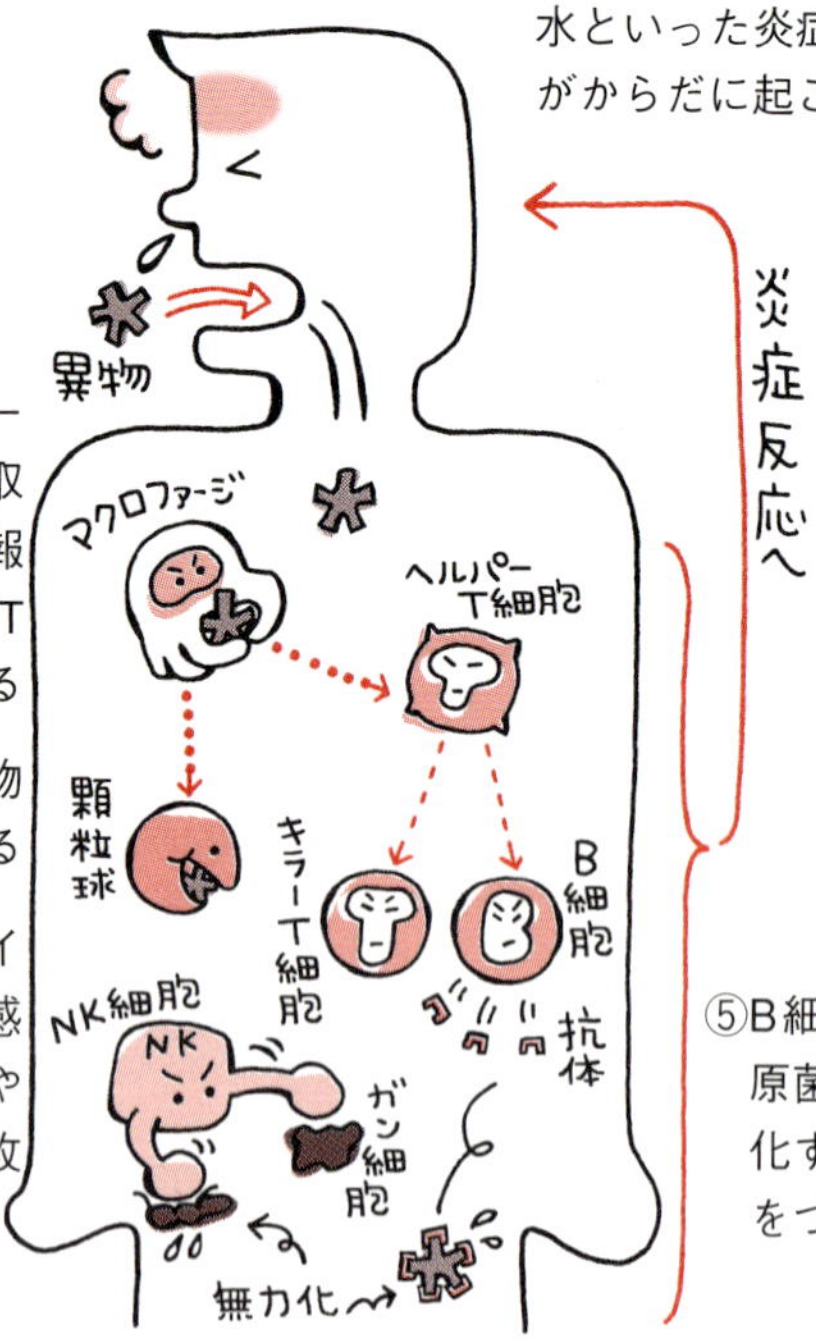

②マクロファージが異物を取り込み、情報を顆粒球やT細胞に伝える

③顆粒球は異物を捕え食べる

④NK細胞はウイルスなどに感染した細胞やがん細胞を攻撃してやっつける

⑤B細胞が病原菌を無力化する抗体をつくる

⑥抗体が病原菌を攻撃して無力化する。

第3章

体温を上げて
病気にならない
からだをつくる

漢方医学の万能薬
からだを温める「葛根湯」

「葛根湯《かっこんとう》」は漢方でよく利用される薬です。葛《くず》の根《ね》、生姜《しょうきょう》、大棗《たいそう》、麻黄《まおう》、桂《けい》皮《ひ》、甘草《かんぞう》といった、からだを温める作用のある生薬で構成されています。漢方では葛根湯が効く病気として、かぜ、気管支炎、肺炎、扁桃腺炎《へんとうせんえん》、結膜炎、耳《じ》下腺炎《かせんえん》、口内炎、麻疹、水ぼうそう、肩こり、リウマチ、湿疹、蕁麻疹、高血圧といった、数多くの病名が挙げられています。

どうしてこのようにさまざまな病気に有効なのか、それは葛根湯に「からだを温める作用」があるからです。体温は健康に大きく影響していて、36・5～37・0度がもっとも健康で免疫力が高いと言われます。ここから、0・5度下がっただけでも、からだは「冷え」を感じ、かなりのダメージが生まれます。最近は、体温が35度台の人が増えていますが、35・5度という体温が長期的に続くと、排泄機能の低下や自律神経失調症、アレルギー症状が出てしまいます。

通常、朝起きたばかりにはなんとなくボーッとしていたり、からだがだるかったりしますが、これは体温と関係しています。人間の体温は1日の間で変動していて、最低温度と最高温度には1度くらいの差があります。明け方にもっとも低くなり、徐々に上昇し続けるため、朝起きたすぐはなんとなく調子が悪く感じ、午後になるとからだが元気になってくるのです。

このように、体温は健康（生命）に重要な影響を与えます。体温が上昇しすぎるのもよくありませんが、低下しすぎてしまうと生命活動を維持できなくなります。健康維持のためには「からだを温める」ことが大切です。

健康を維持して免疫力を高めるためにはからだを温めることが大切

体温が下がったときのからだの状態

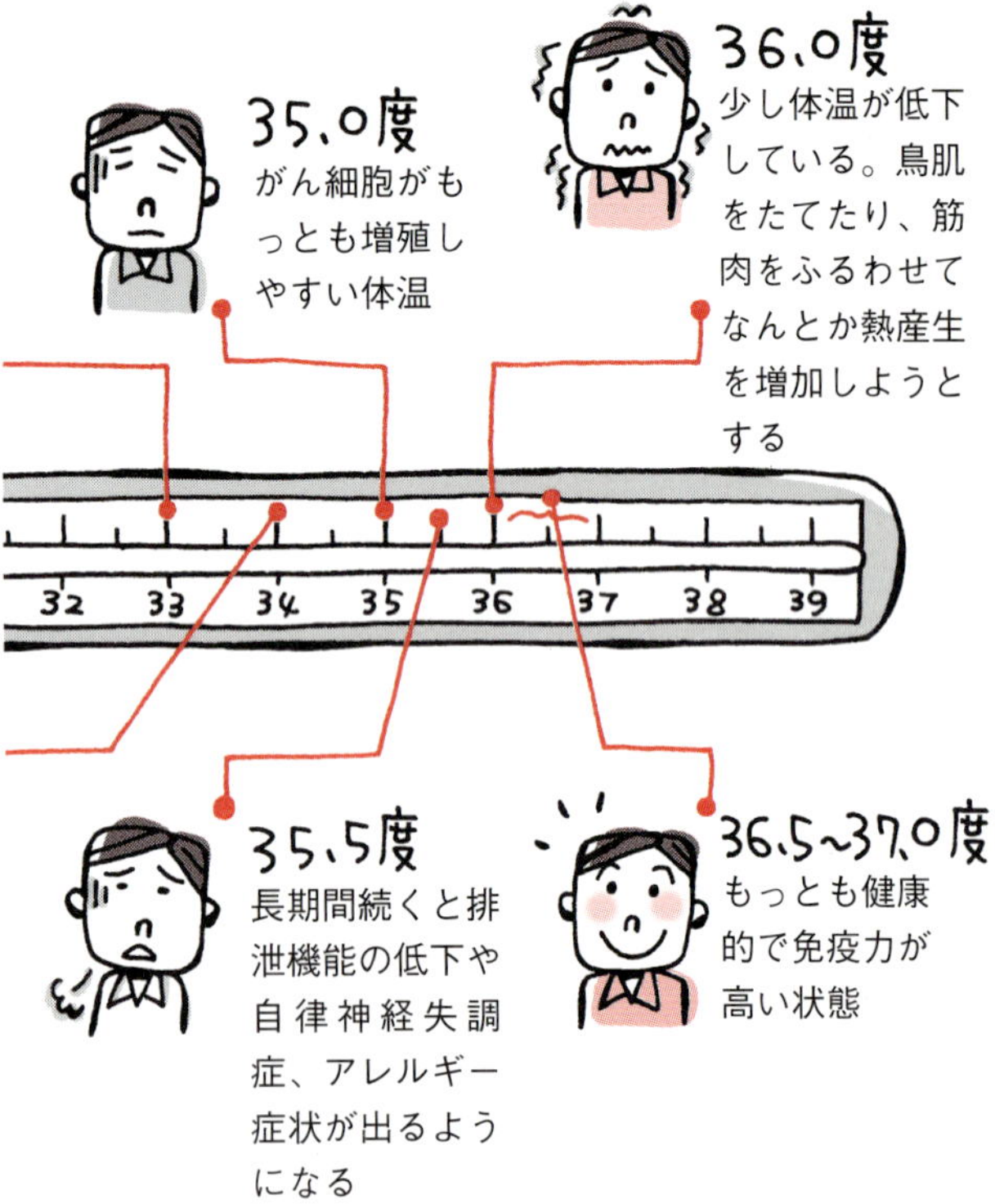
35.0度
がん細胞がもっとも増殖しやすい体温
36.0度
少し体温が低下している。鳥肌をたてたり、筋肉をふるわせてなんとか熱産生を増加しようとする
32
33
34
35
36
37
38
39
35.5度
長期間続くと排泄機能の低下や自律神経失調症、アレルギー症状が出るようになる
36.5~37.0度
もっとも健康的で免疫力が高い状態

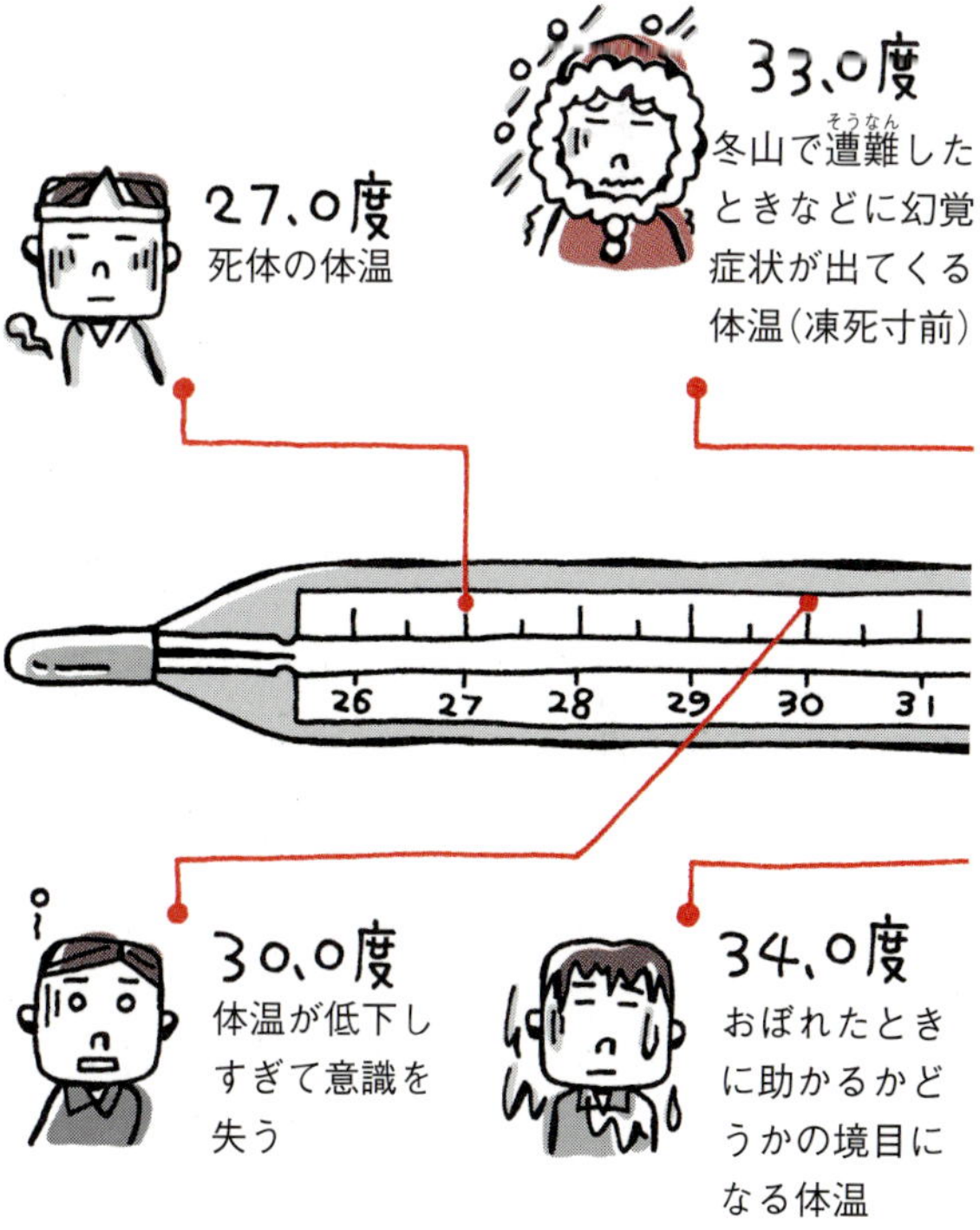
27.0度
死体の体温
33.0度
冬山で遭難《そうなん》したときなどに幻覚症状が出てくる体温（凍死寸前）
26
27
28
29
30
31
30.0度
体温が低下しすぎて意識を失う
34.0度
おぼれたときに助かるかどうかの境目になる体温

心臓と脾臓にがんができない驚くべき理由

がんによる死亡者数は年々増え続けています。かつて日本人に多かった胃がんや子宮がんは減少傾向にありますが、大腸がん、肺がん、乳がんなどは増加しています。これ以外にも、食道がん、卵巣がん、膵臓《すいぞう》がん、肝がんなど、さまざまな臓器のがんがありますが、心臓と脾臓《ひぞう》にはがんができません。

実は、がんも「冷え」と関係の深い病気なのです。がんができやすいのは、消化管や卵巣、肺など、内部が空洞になっていて温度の低い臓器です。これに対し、心臓は24時間休みなく動き、エネルギーをつくり出しています。また、脾臓は白血球や赤血球を貯蔵する臓器で、「免疫力」と大いに関係しています。これらふたつは体内でもっとも温度の高い臓器と言えます。このため、「冷え」

とは無縁でがんもできないのです。

1975年のがんによる死亡者数は13万6000人、2001年には30万人を超えています。がんの治療法は年々進み、検査技術も発達して早期発見が可能となっても、がんによる死亡者数は減少することはありません。これは日本人の体温が低下している影響もあるのでしょう。

かつては平熱が36度台という人が多かったのに、現在は、大人はもちろん、子どもにも35度台が平熱というケースが多くなっています。体温が下がった原因には、食生活の変化、運動不足、冷房の悪影響、ストレスといった日常生活のちょっとしたことが挙げられます。

日本人の体温は低下する傾向にあり「がん」の増加を招いている

こんなにたくさんある体温低下が招くからだによくない影響

体温が低下したときに、からだに与える悪影響はいくつかあります。

まずひとつは免疫力の低下です。免疫反応を担っている白血球は、平常状態では体温が36・5〜37・0度のときにもっとも活発に働きます。体温が1度下がると免疫力が30％以上下がり、逆に1度上がるとふだんの5〜6倍上がると言われるように、体温低下は免疫力の低下を招きます。

もうひとつは、血液循環の悪化です。体温が下がると、体内の代謝が低下してしまいます。代謝とは体内に取り込んだ食物を燃焼させて、からだをつくったり、からだを動かすエネルギーに変えることです。人間のからだの中では、常に代謝が行われていますが、食物が燃焼するときにはさまざまな燃えかす

（老廃物）が発生します。こうした老廃物は、便、尿、汗、呼気《こき》などといっしょに体外に排出されます。

一連の代謝はほとんどが血液を介して行われています。そのため、血液循環がよくないと細胞のすみずみまで血液が十分送られず、スムーズに代謝が行われなくなって老廃物が多くつくられたり、体外への排出がうまくできなくなって血液が汚れてしまいます。血液の汚れは万病のもととなるので、体温が低下するとそれだけで病気にかかりやすくなるのです。

こうしてみると、「体温低下＝からだの冷え」がいかにからだによくないかがわかるでしょう。健康に毎日を送るためには、まず平熱を36・5〜37・0度に維持することが大切です。

からだを温めるだけで免疫力が上がり健康を手に入れることができる

からだを冷やす6つの原因

1

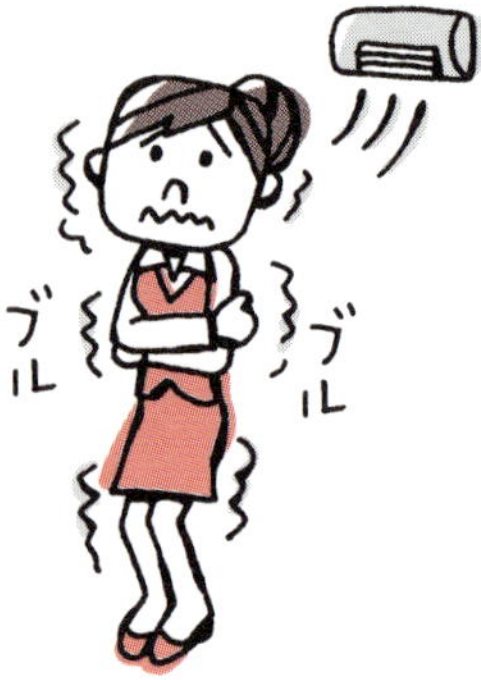

冷房の悪影響

かつては、夏の暑いときは汗をかいてすごしていた。夏は気温が高いため、基礎代謝が下がり体内で熱がつくられにくくなる。からだを冷やす食材も多く、これらは夏の暑さに対応したからだのしくみ。現在はエアコンの普及でそれほど暑い環境ではなく、逆にエアコンの効きすぎで「冷え」を感じるようになってきた。

2

過度なストレス

ストレスがかかると、アドレナリンが分泌されて血管が収縮し、血行が悪くなってしまう。こうした状態が長期間続くと、全身の血液循環がうまくできなくなり、やがて体温が低下してしまう。

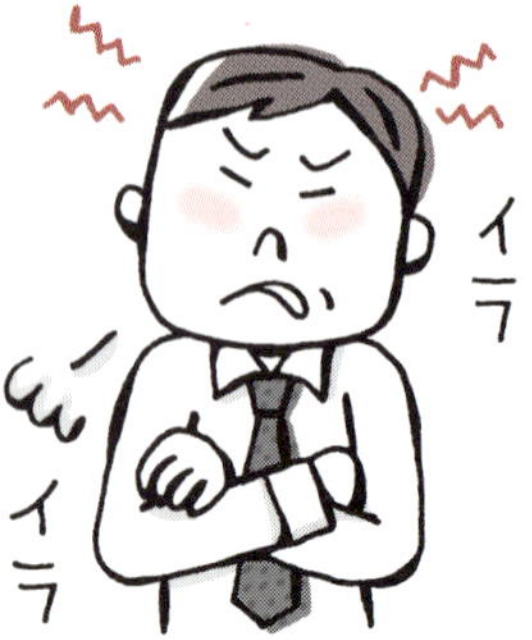

3

下半身の運動不足

体内でもっとも多く熱をつくっているのは筋肉。人間の筋肉は70%以上が下半身に集中しているため、この部分の筋肉量が少ないと熱産生量も減ってしまう。また、血液の循環がとどこおりやすい下半身を動かすと、下肢の静脈から心臓に血液が流れやすくなり、代謝が促進されて体温を上昇させる。

ワンポイントアドバイス

- エアコンとの上手なつき合い方については98ページ参照
- ストレスの上手な解消法については160～165ページ参照
- 下半身の筋肉を強化する運動については146～157ページ参照

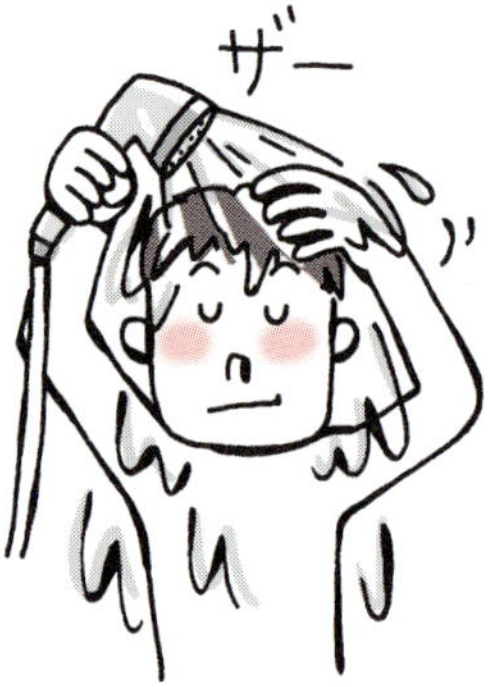

4
誤った入浴方法

入浴を湯船につからずにシャワーですませる人が増えている。入浴は全身の血行をよくして代謝を促し、体温を上昇させる。湯船に入らないシャワー入浴は、冷えの一因といえる。

5
からだを冷やす食べ物や食べ方

食べすぎると胃腸に血液が集中して、筋肉に送られる血液が一時的に少なくなる。このため体温低下を招く。また、からだを冷やす食材を食べたり、水分をとりすぎたり、塩分を過剰に制限しすぎるとからだを冷やしてしまう。

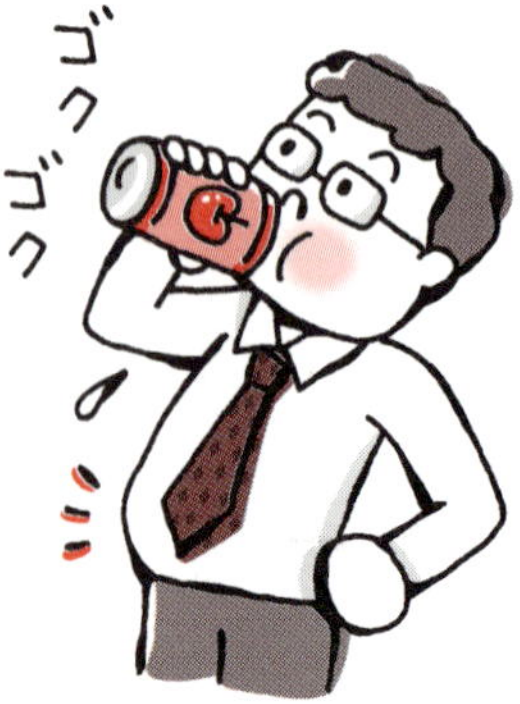

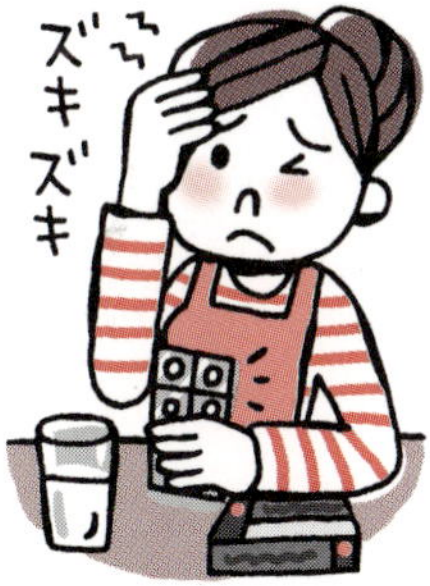

6
薬ののみすぎ

甲状腺ホルモン薬を除いて、ほとんどの薬品はからだを冷やしてしまう。とくに解熱鎮痛薬はからだを冷やす薬の代表格。これらの薬品を長期間服用していると、どんどんからだを冷やすことになってしまう。

ワンポイントアドバイス

- からだを温める入浴方法については102～113ページ参照
- からだを温める調理法については86ページ参照
- からだを温める食べ物については80～85ページ参照

漢方の「陽性体質」「陰性体質」は冷えとも関係している

漢方では体質を「陽性体質」と「陰性体質」の2種類に大きく分けています。陽性体質は血の気が多く、体温が高い人を指します。男性であれば頭がはげて高血圧、女性であれば声が大きく、いつもせかせかと気ぜわしく動いている人に多く見られます。ほかにも食欲旺盛、汗っかき、楽天的、積極的といった特徴があります。

一方、陰性体質は血の気の少ない人を指します。体温が低く、青白い顔をしていて、なんとなく元気がありません。白髪が多く、食欲はそれほどない、汗をかきにくい、寒がり、消極的で繊細、神経質、周囲の目を気にします。

このどちらでもない場合は「間性《かんせい》体質」と言います。「陽性体質」は高血圧や脳卒中、心筋梗塞などを起こしやすく、「陰性体質」は低血圧、貧血、潰瘍、アレルギーなどにかかりやすいと考えられています。どちらかに偏っていると病気を発症するリスクが高くなるので、中間に位置する「間性体質」がもっとも健康的と考えられています。

人間の体質に「陽性」と「陰性」があるように、食品にも「陽性」と「陰性」があります。体質が陰性に傾いている人は「陽性」の食品を食べ、陽性に傾いている人は「陰性」の食品を食べて、「間性」に持っていくようにしましょう。

現代の日本人は陰性体質の人が増えていて、陽性体質の人は減少しています。また、男性は「陽性」が強く、女性は「陰性」が強いという傾向もあります。女性に冷え性の人が多いのは、もともと持っている性質もあるのです。

からだが冷えやすい陰性体質の人は日頃からからだを温めるよう心がけよう

陰性体質と陽性体質の特徴

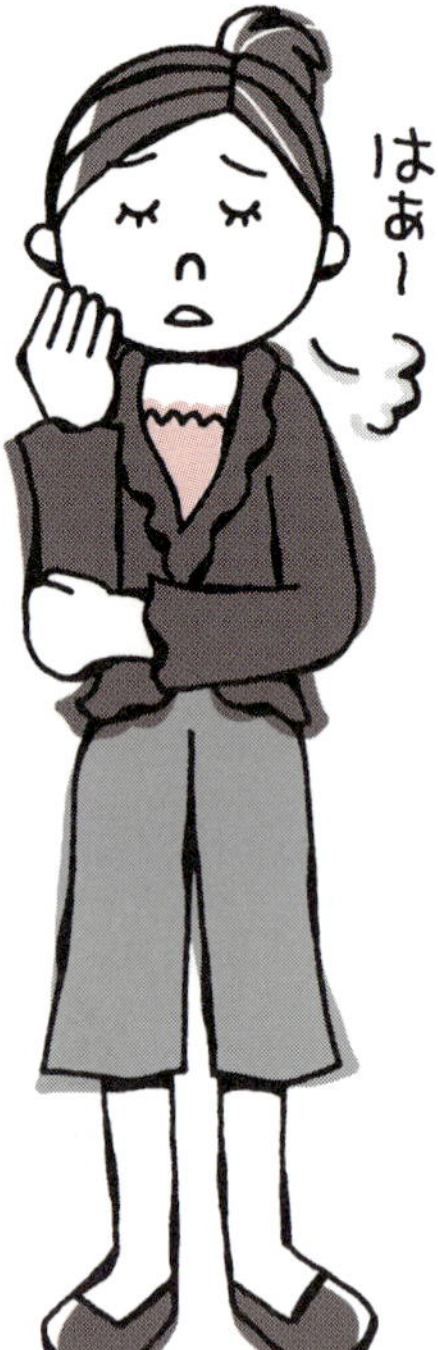

陰性体質

外見：筋肉が少ない、脂肪や水分が多い、白髪が多い、体力がない、かぜをひくと長引くなど

性格：繊細で神経質、周囲の目を気にする、消極的など

かかりやすい病気：冷え性、むくみ、下痢や便秘、低血圧、貧血、胃炎、胃潰瘍、胃がん、アレルギー、リウマチ、うつ病など

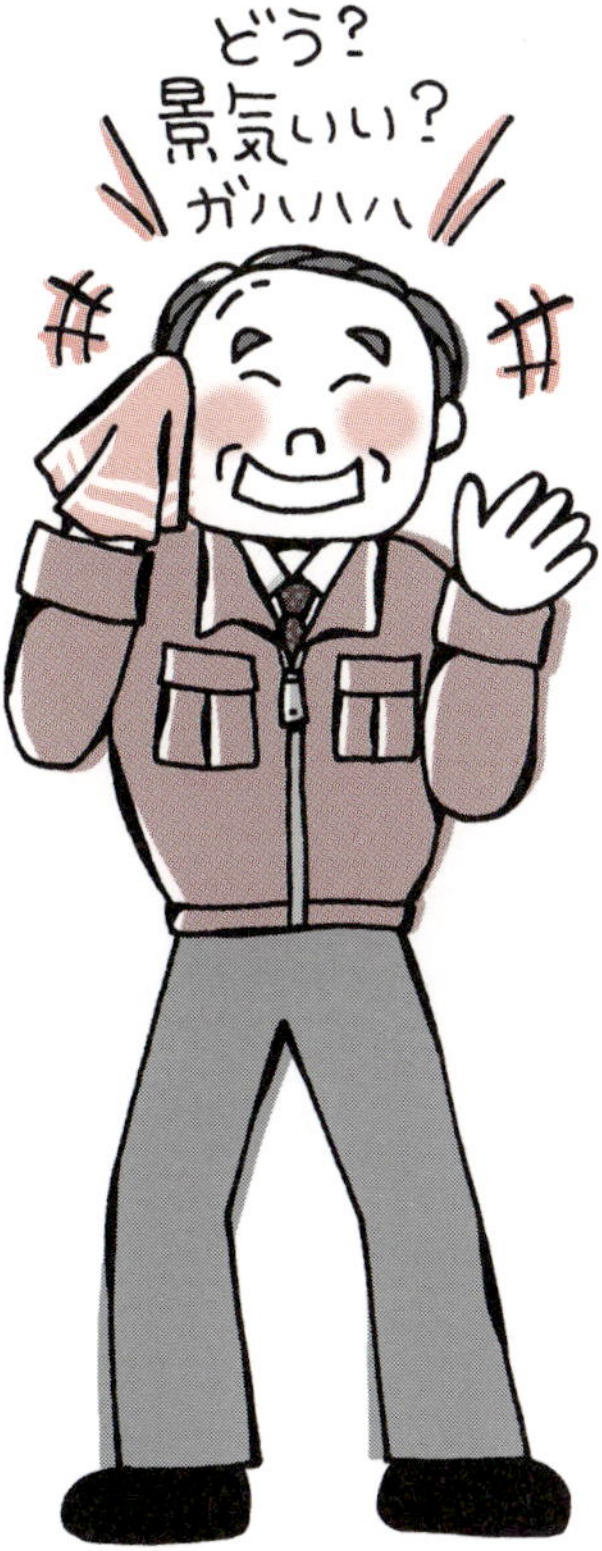

2

陽性体質

外見：男性に多い、はげている、筋肉質である、暑がり、汗っかき、血圧が高めなど

性格：楽天的、積極的、よくしゃべる、声が大きいなど

かかりやすい病気：高血圧、脳卒中、心筋梗塞、便秘、肺がん、大腸がん、糖尿病、痛風など

こんな症状が出たときにはからだが冷えているサインなので注意する

手足や腹部、腰などに「冷え」を感じる状態を「冷え性」と言います。西洋医学では病気と認められていませんが、漢方では子宮筋腫《しきゅうきんしゅ》や月経痛、不妊、腰痛などの原因になると考えられています。女性に見られることが多く、「瘀血《おけつ》」と呼ばれる血液循環の悪化から来ています。

自覚している人も多いのですが、なかには隠れ冷え性の人もいます。汗っかきの人は暑がりだと思いがちですが、漢方では汗かき体質の人は体内に余分な水がたまっていると考えられます。運動したときにかく汗は自然なものですが、ちょっと動いただけ、食事をしただけでたくさんの汗をかくのは、冷えのもととなる体内の余分な水分を、体外に排出してからだを温めようとしているためです。むくみがひどい人や手足がほてる人も冷え性と言っていいでしょう。

冷え性かどうかを調べるには、おなかを触ってみるとよいでしょう。漢方ではおなかのことを「お中」と書きます。これは、おなかがからだの中心と考えられているためです。からだの中心であるおなかが冷えているのは、全身が冷えているサインです。

からだが冷えて体温が低下すると、全身の代謝が悪くなり、血液循環がとどこおってさまざまな身体的症状が現れます。これに伴い、肩こりや頭痛、めまい、耳鳴り、動悸《どうき》、息切れなどが出てきます。放置していると、炎症や動脈硬化を促し、心筋梗塞や脳梗塞、がんといった深刻な病気に進んでしまいかねません。

がんをはじめとするさまざまな病気を招く「冷え」のサインを見逃さない

からだが冷えているサイン

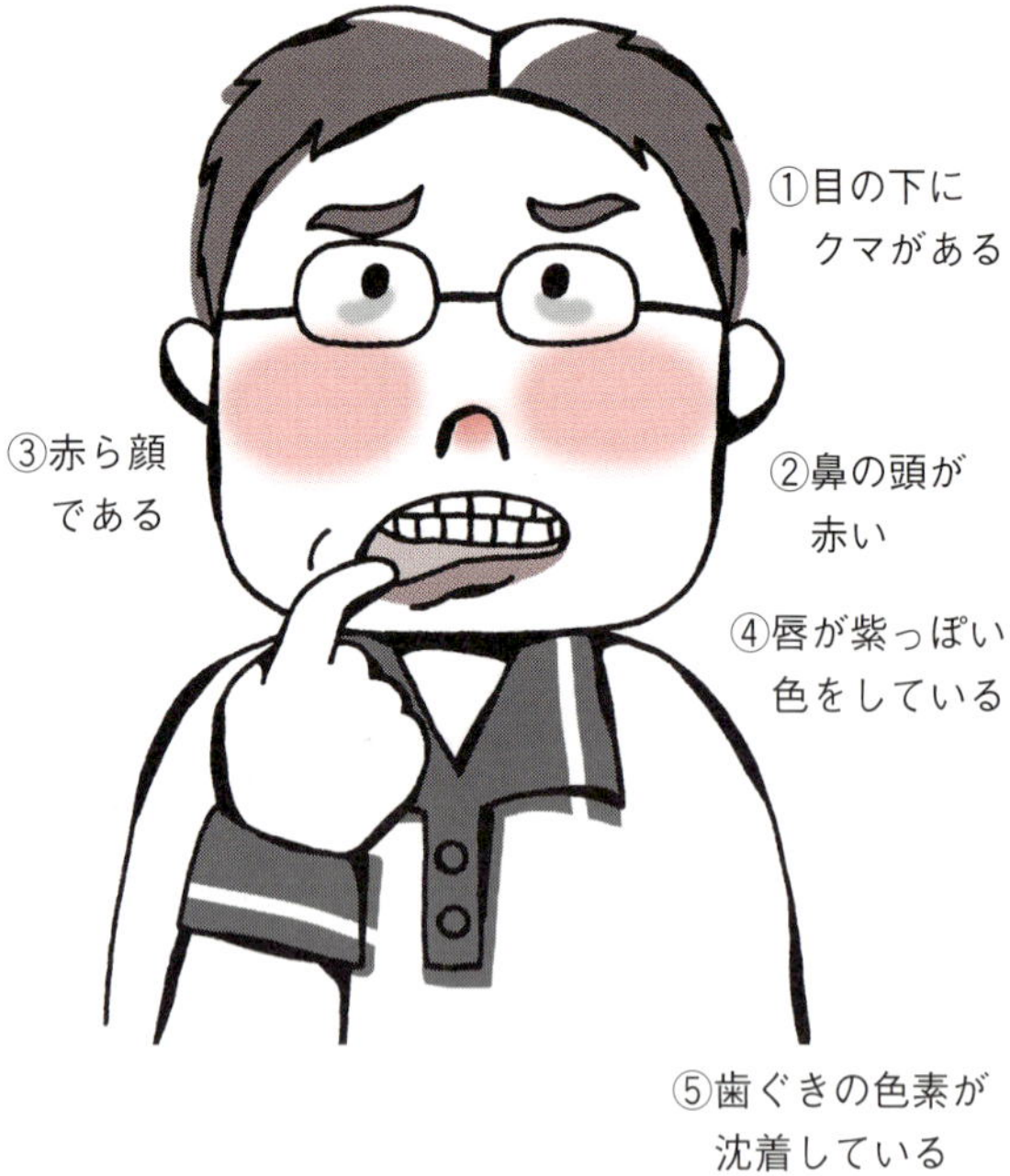
①目の下に
クマがある
③赤ら顔
である
②鼻の頭が
赤い
④唇が紫っぽい
色をしている
⑤歯ぐきの色素が
沈着している

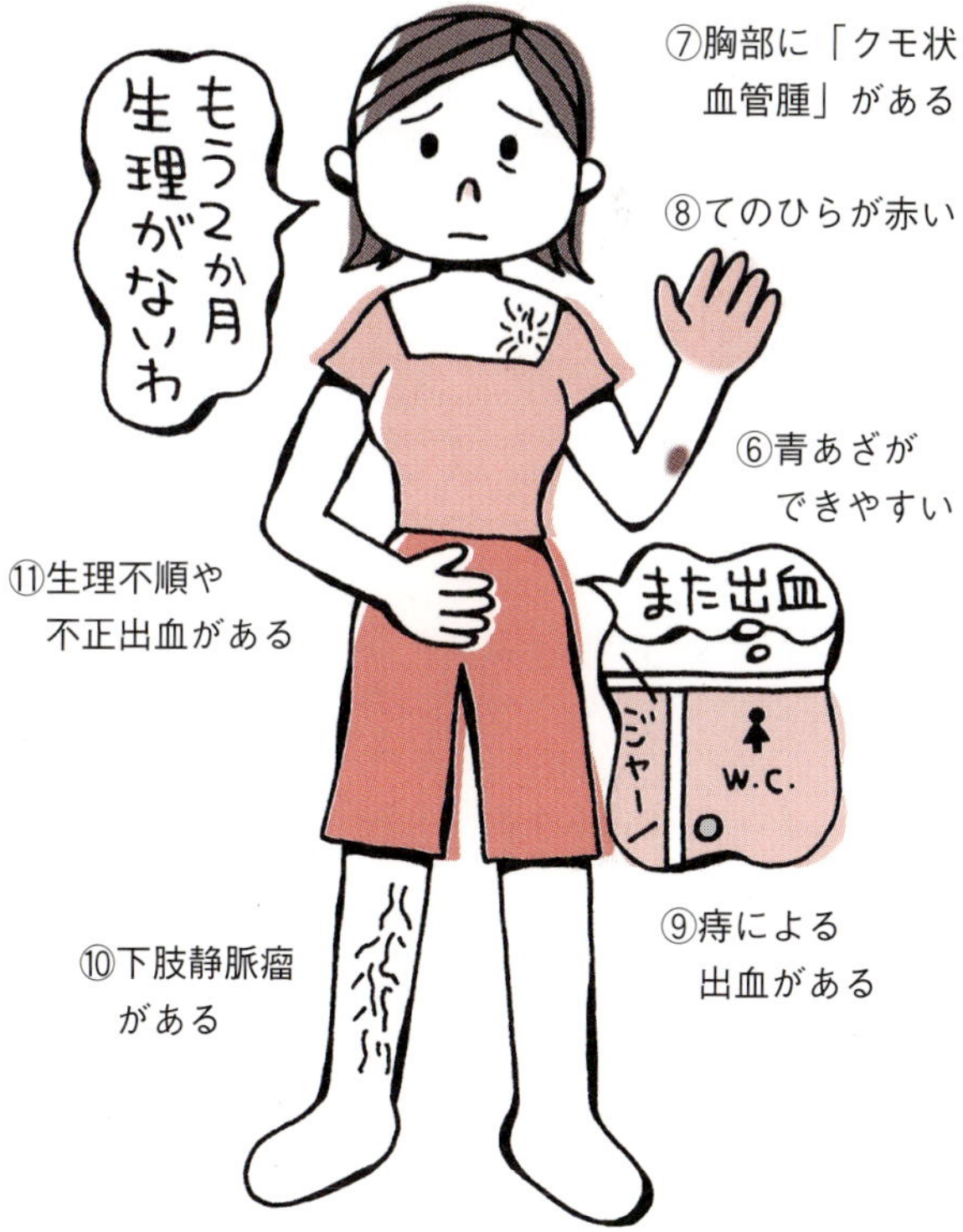

もう2か月生理がないわ
⑦胸部に「クモ状血管腫」がある
⑧てのひらが赤い
⑥青あざができやすい
⑪生理不順や不正出血がある
また出血
ジャー
W.C.
⑩下肢静脈瘤がある
⑨痔による出血がある

毎日、食べている食品にも からだを温めるものと冷やすものがある

漢方の考え方では、体質に「陽性」と「陰性」があることはすでに述べました。同じように、食品にも「陽性」と「陰性」があります。からだを温める作用のあるものを「陽性食品」、からだを冷やす作用があるものを「陰性食品」と区別しています。

からだを温めも冷やしもしないものは「間性食品」と呼ばれます。からだを温めるには、陰性食品を控え、陽性食品を積極的にとるようにしましょう。食品の陽性・陰性一覧表が、84ページに掲載されているので参考にしてください。

基本的に、寒い地方でとれるものはからだを温め、暖かい地方でとれるものはからだを冷やす作用があります。これは、植物が育った自然環境に合わせて

食品の性質が備わるためです。

例を挙げると、そばや紅鮭など北の地方でとれるものはからだを温めます。南国産が多いフルーツはからだを冷やしますが、フルーツのなかでも北の地方でとれるりんご、さくらんぼ、ぶどう、プルーンなどはからだを温めます。

食べ物のかたさも目安となります。水や油はからだを冷やす作用があるため、やわらかい食べ物はからだを冷やすと考えられます。これは、やわらかいものには水分や油分が多く含まれているためです。せんべいや漬け物、ドライフルーツ、チーズ、黒砂糖、氷砂糖など、水分が比較的少ないものは、からだを温める性質があると言えるでしょう。

食物の色にも注意しましょう。赤色、黄色、橙色、黒色といった暖色系の食べ物である、赤身の肉、紅鮭、卵、チーズ、明太子、たくあん、紅茶、小豆、黒豆などには、からだを温める作用があります。

逆に、青色、白色、緑色など寒色系の食べ物である、牛乳、緑の葉、青汁、豆乳、白砂糖、緑茶、化学調味料（白色）などにはからだを冷やす作用があります。

食塩の多い食品にもからだを温める作用があります。高血圧対策として、塩分の入っていない酢を調味料に利用するようすすめられていますが、酢にはカリウムが多く含まれ、からだを冷やしてしまいます。逆に、塩はからだを温める作用が強力です。

アルコールにもからだを温めるものと冷やすものがあります。ビール、ウイスキーは原料の麦にからだを冷やす作用があるため、飲むと冷えを招きます。ブランデーやワインは間性のぶどうが原料なので、からだを温めると言っていいでしょう。もっとも温めるアルコールは、紹興酒《しょうこうしゅ》と日本酒です。これらを温めて飲むと、よりいっそう効果的です。

食品の性質をよく知って自分の体質に合ったものを食べるようにする

からだを温める食物選びの基本7か条

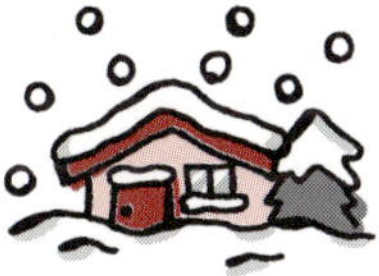

①寒い地方でとれるもの

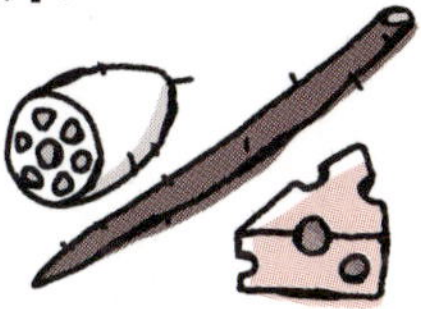

②かたくて水分が少ないもの

③暖色系（赤色・黄色・橙色・黒色）のもの

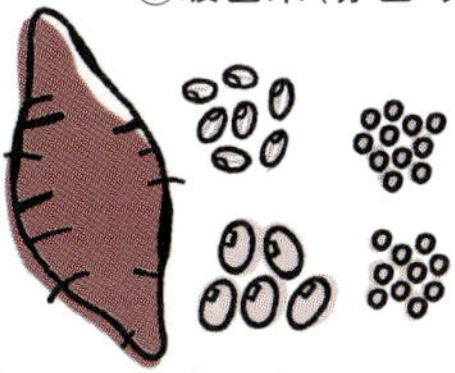

⑤昔から主食とされている玄米、粟《あわ》、ヒエ、芋類、大豆など

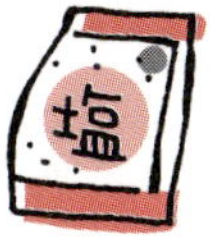

④塩分を多く含むもの

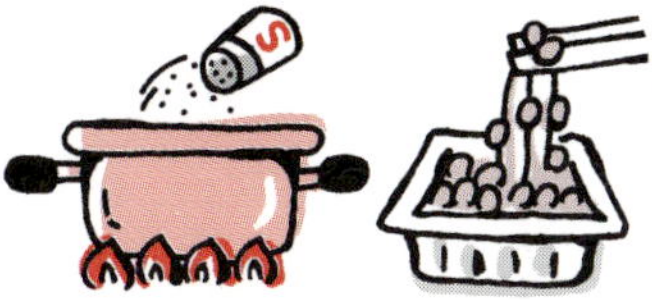

⑦加熱調理したもの、塩を加えたもの、発酵させたもの

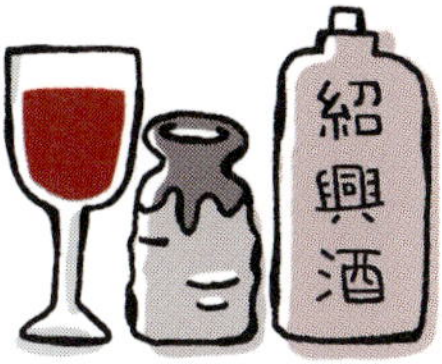

⑥日本酒、紹興酒、赤ワイン

食品の陽性・陰性一覧表

陽性	**北方産のもの**（そば、紅鮭、りんご、さくらんぼ、ぶどう、プルーンなど） **かたいもの**（チーズ、漬け物、根菜類など） **暖色のもの**（赤身の肉、紅鮭、卵、チーズ、明太子、たくあん、紅茶、小豆、黒豆など） 塩、味噌、しょうゆ
間性	**黄色いもの** （玄米、玄麦、
陰性	**南方産のもの**（バナナ、パイナップル、みかん、レモン、スイカ、トマト、きゅうり、カレー、コーヒー、緑茶など） **やわらかいもの**（パン、バター、マヨネーズ、生クリームなど） **水っぽいもの**（水、酢、茶、牛乳、ビール、ウイスキー、コーラなど

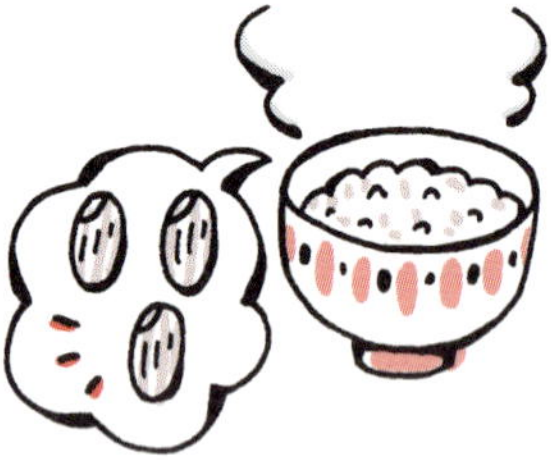

根菜（ごぼう、にんじん、れんこん、しょうが、山芋など） **黒っぽいもの**（紅茶、黒砂糖、海藻類、小豆、黒豆など） 日本酒、紹興酒、赤ワイン、梅酒、焼酎のお湯割りなど	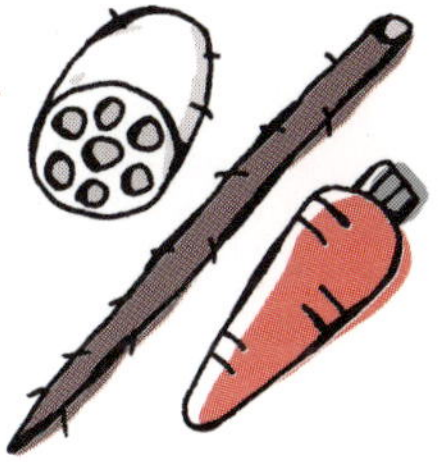
黒パン、とうもろこし、芋類、大豆など	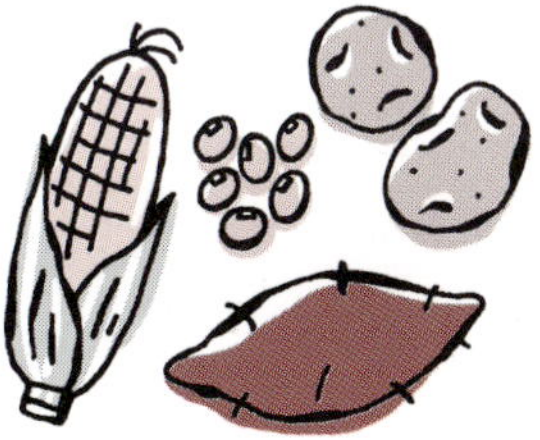
清涼飲料水など **寒色系のもの**（牛乳、緑の葉、青汁、豆乳、白砂糖、緑茶、化学調味料など） **白いもの**（白砂糖、白パン、化学調味料、化学薬品など） 生の葉野菜類 ビール、ウイスキーの水割りなど	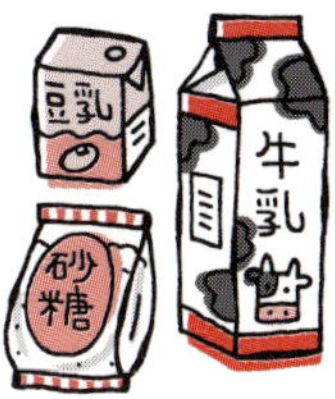

からだを冷やす食べ物も食べ方を工夫すると問題ない

陰性体質だからといって、陰性食品をまったく食べてはいけないというわけではありません。調理法を工夫することで、陰性食品を陽性に転化することができるからです。加熱調理したり、塩を加えると陰性食品が陽性の作用を持つようになるのです。発酵した食品も陽性食品となります。

例えば、白くて水分の多い牛乳は陰性食品ですが、熱を加え、発酵させてチーズにすると、黄色くなり、水分が減ってかたくなるので陽性食品に変わります。野菜の大根も同じく白くて水っぽい陰性食品ですが、塩をふって重しをして漬け物にすると、黄色く、水分が減って陽性食品となります。同様に、緑茶は陰性食品ですが、これに熱を加え発酵させた紅茶は陽性食品となります。

夏野菜でからだを冷やす作用のあるきゅうりやトマト、スイカに塩をふって食べるのは、味をよくするためはもちろんですが、陰性を陽性に転化させるためでもあります。生の葉野菜はからだを冷やすので、できるだけ炒める、煮る、温野菜にするなどして食べるようにしましょう。

現代人は冷えやすい生活を送っているうえに、清涼飲料水をがぶ飲みしたり、インドやタイといった暑い国のエスニック料理がもてはやされたり、冬の寒い時期に夏野菜をサラダなど生で食べたりと、さらにからだを冷やす間違った食生活を送っています。これでは、日本人の体温がどんどん低くなるのも仕方がないことでしょう。毎日食べる食事に注意して、陽性食品をとるようにに心がけてください。

火を通したり塩を加えることで陰性食品が陽性食品となる

極端な塩分制限がかえって冷えの病気を招いている

かつて、旧厚生省の調査で東北地方の人に高血圧が多く、脳卒中になる人が多いことがわかりました。これ以降、高血圧の原因が塩分のとりすぎにあるという考え方が起こり、現在では一般的な意見となっています。

厚生労働省では塩分の摂取量を1日10g以内にしようと、減塩運動を日本全国で推し進めています。健康志向の波に乗り、減塩食は徐々に広がって平成15年には塩分摂取量の国民平均が11.2gと減少傾向にあります。

しかし、塩分の摂取量が減ったからといって、高血圧患者が減っているわけではありません。たしかに、高血圧が招く脳出血の発症数は減少傾向にありま す。しかし、これは塩分制限だけではなく、ほかの要因も関係してのことだと思われます。極端に塩分を制限しても、顕著《けんちょ》な効果が現れているわけではありません。逆に、塩分の制限とともに増加傾向にある病気もあります。脳梗塞（脳の血管に血栓がつまる病気）は1960年代から徐々に増え続けています。血栓ができるのはからだが冷えて血液循環が悪くなり、血液がドロドロになっているためです。つまり「冷えの病気」の代表格です。ほかにも、がん、心筋梗塞、糖尿病といった「冷えの病気」は増え続けています。

健康のために行っている塩分制限が、からだの冷えを招き、冷えの病気が増加しているという皮肉な現実があるのです。運動や労働、入浴などで発汗、利尿を促し塩分を体外に排泄することを条件にすれば、欲しているときには塩分をとるべきでしょう。

塩分はからだを温めてくれる大事な味方 やみくもに制限するべきではない

水分のとりすぎはむくみを招き からだを冷やす原因となる

世間一般では「水分を1日1ℓ以上とろう」と、水分の摂取がすすめられています。排尿や汗によって失われる水分以上のものを補給しましょう、というのが一般的な考え方です。しかし、漢方で考えるとこれは疑問があります。たしかに、欲しがっている人には必要でしょうが、飲みたくないのに無理して飲む必要はありません。日照りはもちろんですが、大雨が降ると川が氾濫して作物は枯れます。観葉植物に水は必要ですが、やりすぎると根ぐされしてしまいます。大気中の水分（湿度）も高すぎると不快指数が上がります。このように、生命に不可欠な水も多すぎるとかえって害をなすようになるのです。

「水」と「冷え」と「痛み」は関連しあっています。冷えるとかぜをひいて、下痢、鼻水、くしゃみ、嘔吐《おうと》、発熱による発汗などで体外に水分を排泄しようとします。強すぎる冷房のなかにいると頭痛がする人もいますし、雨（水分）が降った日には腰痛や神経痛がひどくなる人もいます。

雨（水分）に濡れるとからだが冷えるように、水にはからだを冷やす作用があります。そのため、体内の水分が多くなるとからだが冷えてしまいます。冷えは病気を招くので、体内に水が増えたときには、鼻水やくしゃみ、嘔吐、下痢、寝汗などで水分を排出して、からだを温めようとするのです。

漢方では、体内に余分な水分がたまりすぎた状態を「水毒《すいどく》」と呼びます。からだの約70％は水分が占めていますが、自然の摂理と同じように、多すぎたときにはかえって害をなすようになるのです。

過ぎたるは及ばざるがごとし　必要ではあるがとりすぎると害をなす水分

水分であればなんでもいいわけではないからだを温める飲み物をとろう

多すぎると毒になる「水分」ですが、不足すると生命を維持することができなくなります。とる量ととり方を工夫すれば、水分をとってもからだが冷えることはありません。

清涼飲料水、とくに冷蔵庫などでキンキンに冷えた飲み物は、からだを冷やしてしまうのでなるべくとらないようにしましょう。とくに、夏場は暑い外から帰宅したり、喫茶店などで休憩するときに、涼しさを求めて冷たい飲み物をとりがちです。

たしかに、外にいるときは暑いでしょうが、室内はエアコンが効いて冷えています。エアコンでからだが冷えるうえに、冷たい飲み物をとるとからだの中から冷えてしまいます。夏場であっても、温かい飲み物や冷蔵庫から出してしばらくした、冷えすぎていないものを飲むようにしましょう。

さらに、からだを温めるものを加えた飲み物をとるとよいでしょう。しょうが紅茶、塩分を多く含むしょうゆや梅干しの入った梅醤番茶《ばいしょうばんちゃ》などがあります。これらを食事の間にとるとからだが中心から温まります。94ページにからだを温めてくれる強力な飲み物を、7種類紹介しますので参考にしてください。なかには効果が強すぎるものもあるので、飲むときの注意をよく読んでください。

水分がすべてからだに悪いわけではありません。冷たすぎるものを飲んだり、量を多くとりすぎることが問題なのです。からだが欲する水分の量を適度にとり、むやみやたらに摂取しないようにしましょう。

水分は生命維持に欠かせない大切なもの からだを冷やさないよう上手にとろう

からだを温める7種類の飲み物

1

しょうが紅茶

熱い紅茶にすりおろしたしょうがを入れ、黒砂糖(またははちみつ)を入れて飲む。紅茶のカフェインには利尿作用、テアフラビンにはからだを温める作用がある。しょうがにも利尿作用のほか、からだを温めるので発汗作用がある。冷え性、むくみ、便秘、下痢、こりや痛み、高血圧、水太りなどに奏功する。1日3～6杯飲むとよい。作り方は124ページ参照。

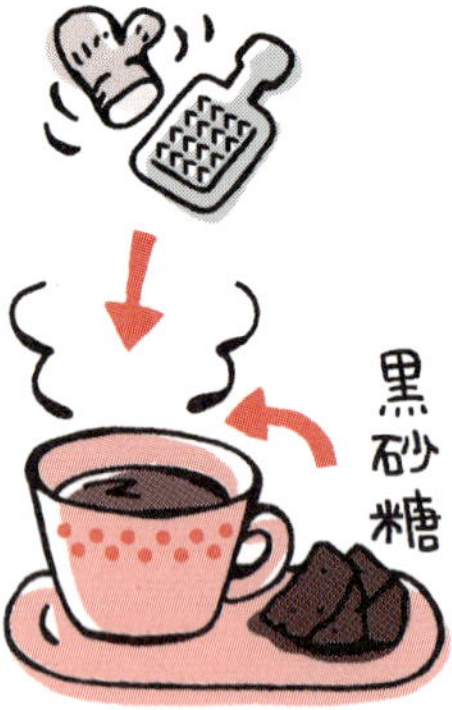

2
しょうが湯

湯にすりおろしたしょうがを入れて飲む。冷え性、こりや痛み、生理痛、生理不順、食欲不振、腹痛、かぜのひきはじめ、胃腸病に奏功する。1日1～3杯飲むとよい。

【材料】：ひねしょうが10g、黒砂糖（はちみつでもよい）適量またはプルーン適量

【作り方】：①しょうがをすりおろし、茶こしに入れる。②①を湯飲み茶碗に置き熱湯を注ぐ。③黒砂糖やはちみつ、プルーンを好みで加える。

3
しょうゆ番茶

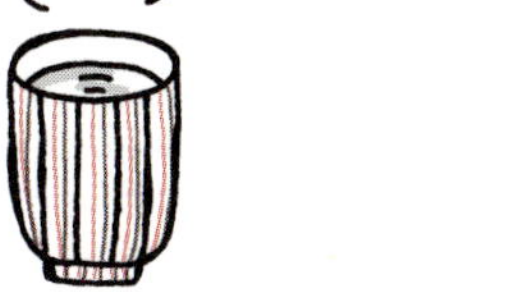

しょうゆに熱い番茶を注いで飲む。疲労回復、貧血、冷え性などに奏功する。1日に多くて1～2杯。

【材料】：しょうゆ小さじ1～2杯、番茶

【作り方】：①しょうゆを湯飲み茶碗に入れる。②①に熱い番茶を注ぐ。

4

梅醤番茶（ばいしょうばんちゃ）

しょうが湯よりも保温効果が高い。下痢、便秘、腹痛、吐き気などに即効性がある。冷え性、疲労回復、貧血、かぜなどにも奏効する。1日1〜2杯飲むとよい。

【材料】：梅干し1個、しょうゆ大さじ1、しょうが汁少々、番茶

【作り方】：①種を取った梅干しを湯飲み茶碗に入れ、果肉を箸でつぶす。②①にしょうゆを加え、よく練り合わせる。③しょうが汁を②に加え、熱い番茶を注ぎ、よくかき混ぜる。

5

れんこん湯

せきやのどの痛みを和らげる。扁桃腺炎《へんとうせんえん》や気管支炎に効果的。1日2杯飲むとよい。

【材料】：れんこん40g、しょうがの絞り汁少々、塩（またはしょうゆ）少々

【作り方】：①れんこんはよく洗って皮をむかずにすりおろす。ふきんでこし20mlを湯飲み茶碗に入れる。②しょうがの絞り汁5〜10滴を①に入れる。③塩（もしくはしょうゆ）で薄く味をつけ、熱湯を注いで少し冷ます。

6 大根湯

発熱を伴うかぜ、魚や肉を食べすぎたときの便秘や下痢などに効果がある。たっぷり飲むとこうした症状が改善される。1日に多くて2〜3杯。

【材料】：大根2〜3cm、しょうがの絞り汁小さじ1、しょうゆ大さじ1/2〜1杯、番茶

【作り方】：①大根は皮をむきすりおろす。大さじ3杯の大根をどんぶりに入れる。②しょうがの絞り汁としょうゆを①に加える。③②に熱い番茶を注ぐ。

7 卵醤（らんしょう）

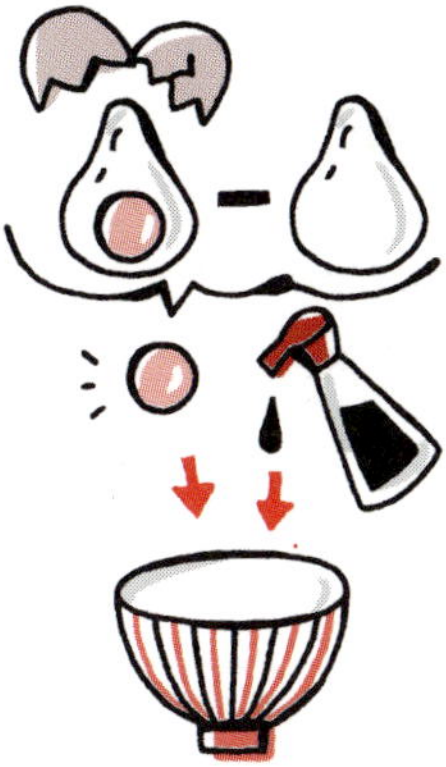

心不全や頻脈《ひんみゃく》やむくみによる心臓機能の低下に作用する。強心剤のような効果がある。作用が強いので飲むのは1日1杯まで。

【材料】：卵の黄身（できれば有精卵）1個分、しょうゆ適量

【作り方】：①茶碗に卵の黄身を入れる。②黄身の1/4〜1/2量のしょうゆを加え、よくかき混ぜる。

エアコンによる夏の冷えが急増し夏バテを招いている

オフィスやデパート、飲食店、アミューズメントスポット、電車、バスなど、ほとんどの場所でエアコンが活躍しています。とくに、都会のマンション住まいでは、エアコンがないと夏場をしのげないくらいになっています。

夏はもともと外気温が高いため、体内で熱をつくる代謝が低下して体温を下げています。また、夏によく食べるそうめん、冷や麦、スイカ、トマト、きゅうり、アイスクリーム、かき氷、ビールなどにはからだを冷やす作用がありま す。これは、暑い夏を乗りきるために、食べ物などでからだを冷やそうとする生活の知恵でした。しかし、エアコンの普及により夏は必ずしも暑いわけではなくなっています。それどころか、設定温度によっては「寒い」と感じる人もいるでしょう。サラリーマンは夏場でもスーツを着ているため、エアコンの設定温度はかなり低くなっていて、ずっと室内にいる人間は逆に「冷え」に悩まされるという悪循環を生んでいます。

近年、地球温暖化といった環境問題などの影響で「クールビズ」がすすめられ、エアコンの設定温度も高めになってきました。オフィスなどでは積極的に励行《れいこう》されていますが、デパートや電車、バスなど公共の場ではまだまだエアコンは効きすぎている場所も多いようです。

エアコンが効いている屋内に入ったときに、すぐにはおれる薄手のカーディガンやひざかけなどを持ち歩き、夏場でもからだが冷えすぎないように注意しましょう。からだを冷やす食べ物や飲み物も控えたほうがよいでしょう。

夏でもエアコンの効きすぎた室内にいるとからだは冷えてしまう

からだを冷やさない服装の基本は頭寒足熱

食生活の乱れ、運動不足、エアコンの普及、さまざまな要因がからんで、現代人は冷えやすく、体温が低下しています。現代人の多くが「冷え」ていると考えてもいいでしょう。しかし、なかには自分が冷えていることに気づいていない人も多いようです。「冷え」を解消するには、食生活の改善、運動することが基本ですが、それ以外にもすぐにできることがあります。

からだを温める簡単な方法、それは服装です。もっともおすすめできるのが「腹巻き」です。漢方ではおなかを「お中」と呼ぶように、おなかがからだの中心と考えられています。つまり、腹部を温めれば全身が温まり、冷えが解消されて体調がよくなるとされています。子どもの頃や妊娠中には、おなかを冷やさないように腹巻きをしています。最近では、昔のような毛糸のぶあつい腹巻きでなく、アウターにひびかないごわつかない素材のものや、ポケットがついて使い捨てカイロなどが入れられるようになっているものなど、いろいろな種類が市販されているので活用してください。

肩や首のうしろ、心臓付近を温めると効率よくからだが温まります。冬にはマフラーやショールを着用すると冷えにくくなります。「頭寒足熱《ずかんそくねつ》」という言葉があるように、ももひきやスパッツ、タイツなどをはいて下半身を温めるとよいでしょう。靴下を2枚重ねにしてもよいでしょう。

女性はからだを締めつける下着を着ていると、血液循環が悪くなってからだが冷えやすくなるので、あまりタイトな下着は避けるようにしましょう。

おなかや肩、胸、下半身を冷やさないようにするとからだが効率よく温まる

毎日簡単にできる血行促進法
入浴による温熱効果を利用する

入浴は日常生活のなかでもすぐにできるからだを温める方法です。しかし、最近はシャワーだけですませ、湯船にゆっくりつかる習慣のない人も増えているようです。シャワーではからだの汚れを落とすだけで、からだをしんから温めることはできません。冬場はもちろんですが、エアコンで冷えている夏場にも入浴する習慣をつけるようにしましょう。

湯につかっていると、温熱効果により血管が拡張して血行が促進されます。すると、全身の細胞に酸素や栄養が運ばれて、代謝が上がるうえ、汗がたくさん出るので老廃物の排泄も促されます。また、水につかっていると水圧がかかるため、深い位置にある下半身の血管やリンパ管が圧迫され、さらに血行がよくなります。汗がたくさん出ると、皮膚の雑菌や皮脂腺の汚れが洗い流され、肌に潤いを与えてくれます。ぬるめの湯につかると副交感神経が優位にたちリラックスできます。ほかにも、浮力により腰やひざにかかる負担が軽減するため、腰痛や関節痛などがある人は動作がしやすいうえ、温熱作用により痛みやまひが軽減されます。

入浴するときには湯の温度に注意しましょう。42度以上では熱めだと感じますし、38～41度だと少しぬるめと感じます。熱めの湯は交感神経、ぬるめの湯は副交感神経をそれぞれ刺激するので、体調や症状によって使い分けましょう。

また、しょうがや塩などを入れると自宅で簡単に「薬湯《やくとう》」を準備することができます。106ページの一覧表を参考にしてみてください。

毎日の入浴方法でより健康になれる ちょっとした工夫で温熱効果をアップする

湯の温度によるからだの変化と適した症状

熱めの湯（42度以上）	ぬるめの湯（38～41度）
【自律神経】 交感神経が優位に立つ	【自律神経】 副交感神経が優位にたつ
【心拍数（脈拍）】 活発になる（速くなる）	【心拍数（脈拍）】 ゆるやかになる（遅くなる）
【血圧】 上昇する	【血圧】 変化しないか低下する
【胃腸の働き】 低下する（胃液の分泌抑制）	【胃腸の働き】 活発になる（胃液の分泌促進）

【気持ち】
緊張する

【入浴時間】
10分以内

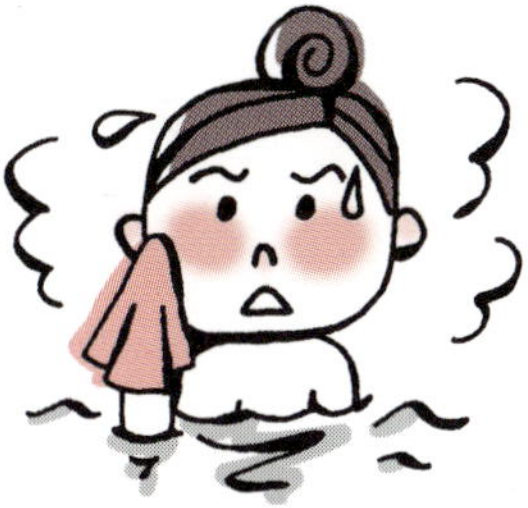

【適応症】
胃・十二指腸潰瘍、胃酸過多、寝起きの悪い人（朝風呂）、食欲過多など

【気持ち】
おだやかになる

【入浴時間】
20～30分

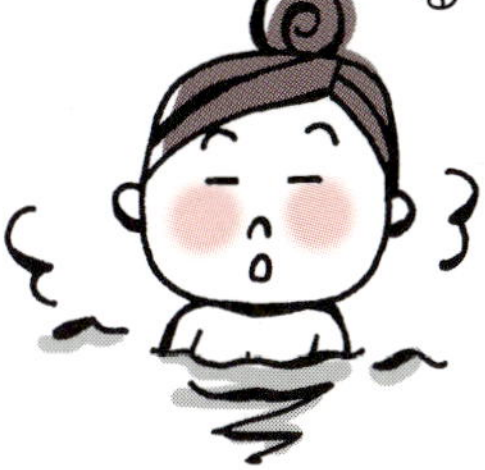

【適応症】
高血圧、不眠症、ストレスが多い人、胃腸虚弱、食欲不振など

自宅で簡単にできる「薬湯」

材料	方法	効能
自然塩	ひとつかみの粗塩を湯船に入れる。入浴後はシャワーで洗い流す	冷え性、水太り、かぜの予防など
しょうが	しょうが1個をすりおろして直接、または布袋に入れて湯船に入れる	冷え性、神経痛、かぜ、腰痛、関節リウマチ、不眠症、かぜの予防など
菊	葉を数枚、布袋に入れて湯船に入れる	すり傷
菖蒲《しょうぶ》	菖蒲の根・茎・葉を洗い、生のまま湯船に入れる	冷え性、皮膚病、食欲増進、疲労回復など

大根	5～6枚の葉を天日で約1週間乾燥させ、煮出した汁を湯船に加える	冷え性、神経痛、生理痛など
びわ	生または乾燥させた葉5～6枚を湯船に入れる	湿疹、かぶれ、あせもなど
みかん	3～4個分の果皮を数日天日に干し、乾燥したら湯船に入れる	冷え性、かぜのひきはじめ、ストレス、せきなど
ゆず	1個を半分に切って湯船に入れる	神経痛、関節リウマチ、ひび、あかぎれなど
よもぎ	生または乾燥させた葉を数枚から十数枚湯船に入れる	冷え性、痔、月経過多、子宮筋腫など
レモン	1個を半分に切って湯船に入れる	ストレス、不眠、美肌作用など

半身浴・手浴・足浴を利用してからだのしんからポカポカさせる

湯の温度だけでなく、入浴方法を工夫するとからだのしんから温まることができます。「半身浴《はんしんよく》」とは、ぬるめの湯にみぞおちの下までつかり、20～30分入浴する方法です。肩までつかってしまうと心臓に負担をかけてしまうので、最近ではこの半身浴が人気を博しているようです。

半身浴は下半身を集中的に温めます。血行を促進し、排尿を促し、からだ全体を温めます。30分以上湯船につかると、入浴中はもちろん、入浴後にも汗がたくさん出ます。半身浴はぬるめの湯につかるため、冬場は入り始めにからだを冷やさないよう気をつけてください。浴室をあらかじめ温めておいたり、肩にバスタオルをかけるなど、からだが冷えない工夫をしましょう。

仕事が忙しかったり、家事が忙しく半身浴をしている余裕がないときには、「手浴《てよく》」や「足浴《あしよく》」をするとよいでしょう。手浴は洗面器に湯をはり、手首から先を10～15分つけます。腕や肩の血流をよくするので、肩こりやひじの痛みに作用します。

足浴は足首から先を洗面器に10～15分つけます。第2の心臓と呼ばれる足の裏を温めるため、下半身の血流がよくなります。腰痛やひざの痛みを和らげたり、排尿を促進するのでむくみや水太りも解消されます。

半身浴、手浴、足浴の詳しいやり方は、110ページに掲載してありますので参考にしてください。どちらの場合も、塩かすりおろしたしょうがを加えると効果が高くなります。

下半身、手先、足先を温めると全身の血流がよくなる

半身浴・手浴・足浴の方法

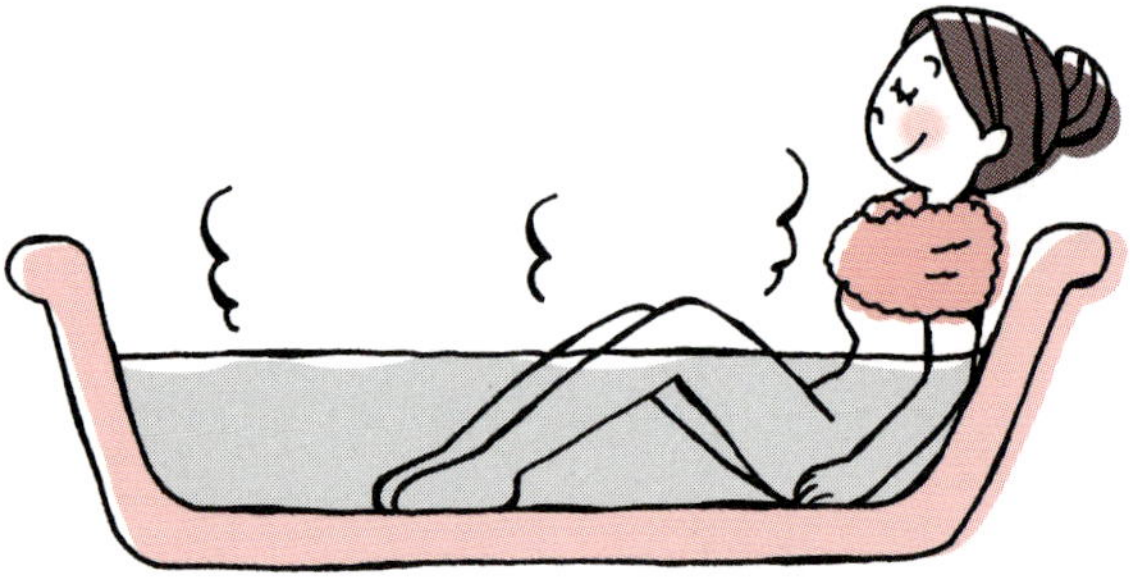

1 半身浴

①湯船にみぞおちのあたりまでくる程度に湯をはる。夏は38度前後、冬は40度前後。

②湯の位置がみぞおちの下あたりになるよう、座る位置を調整する。必要であれば小さいイスなどに座ってもよい。

③②の状態で20分以上つかる。塩やしょうがを入れるとからだがより温まる。

＊冬は入浴直後、からだが温まる前に冷える心配があるので、バスタオルを肩にかけたり、浴室をあらかじめ温めておくとよい。

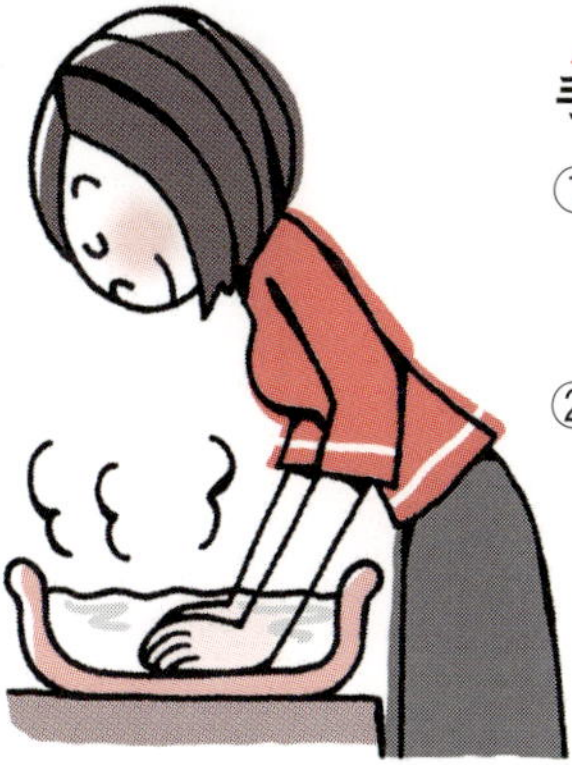

2
手浴

①洗面器に42度前後の湯をはり、両手の手首から先を10〜15分つける。
②湯がぬるくなったら熱い湯を加えて温度を調整する。塩やしょうがを入れるとより温まる。
＊手浴したあと、冷たい水に両手首を1〜2分入れ、ふたたび手浴を行う。このような温冷浴を2〜3回行うと、からだ全体が温まる。

3
足浴

①洗面器に42度前後の湯をはり、両足の足首から先を10〜15分つける。
②湯がぬるくなったら熱い湯を加えて温度を調整する。塩やしょうがを入れるとより温まる。

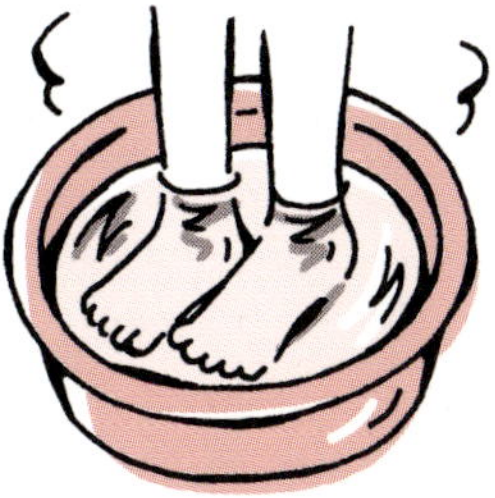

サウナ浴で汗をいっぱいかいて体内の余分な水分を排出する

自宅にはあまりないでしょうが、銭湯や温泉などにはサウナがついているところがほとんどです。サウナで汗をたっぷりかくと、心身ともにすっきりしたように感じるでしょう。

一般的なサウナの室内は80～100度と高温となっています。このため、血管が拡張して血液循環がよくなり、排尿の促進のほか、老廃物の体外への排泄が促されるという利点があります。それに、何よりも汗をたくさんかくため、皮膚の雑菌や汚れが洗い流されて美肌効果があります。しかし、サウナの最大の効能は、からだが温まって血液循環がよくなり発汗と利尿作用が促されることです。老廃物が体外に排出されて血液がきれいになり、冷えと血液の汚れからくるさまざまな症状が改善されるのです。

ただ、サウナ浴は心拍数が上昇して酸素の消費量も増加します。このため、心臓や呼吸器に負担をかけることになります。高血圧や心臓病などの持病がある人は、主治医に相談して無理のないサウナ浴を心がけてください。

サウナ浴を5〜10分したあとで、水風呂（冷水シャワーでもよい）に30秒〜1分入るようにすると、血管が収縮と拡張を繰り返すので血液循環がいっそうよくなります。これを2〜4回繰り返すのが、一般的なサウナの利用方法です。

ただし、心臓や循環器に異常がある人は、主治医に相談のうえサウナ浴は2〜3分、水風呂は全身つからず下半身に水をかける方法がよいでしょう。

サウナ浴と冷水浴を上手に利用して血液循環を促しからだを温める

Column

体温をはかる習慣をつけよう

小学生や中学生の頃は、体温をはかる機会が定期的にあったので、自分の平均体温を把握していた人が多いでしょう。しかし、年を経るにしたがって、体温をはかる機会はどんどん減っていき、社会人になってしまうと病気のときくらいしか体温をはかることがない人がほとんどでしょう。もしかすると、一人暮らしの人は自宅に体温計すらないというケースもあるのではないでしょうか。

第3章にあるように、体温の低下は免疫力を低下させて血液循環を悪化させ、最終的には血液の汚れを招き、生活習慣病、がんなどの病気を引き起こします。健康維持には、体温を上げることが欠かせませんが、その前に自分の体温が何度なのかを把握する必要があります。

平熱が36.5〜37.0度の間にあれば問題ありませんが、低い場合は日常生活を改めて体温アップを目指しましょう。毎日、体温をはかる習慣をつけ、健康的な体温を維持することも大切です。

第4章

プチ断食のすすめ 食べすぎを防いで 血液サラサラ

＊こんな人はプチ断食に向いていません(140ページ参照)。

血液が汚れるのは食べすぎが原因　使い切れない栄養が血液中の老廃物となる

からだの「冷え」が、血液を汚す原因となることはすでに述べましたが、もうひとつ「食べすぎ」という大きな要因があります。食べすぎは「からだを冷やす」原因でもあります。

食べすぎたときに眠くなったり、疲れた感じがすることがあります。逆に空腹のほうが仕事や勉強に集中できることはよく知られています。これは、食事をしたあとには胃腸に血液が集中してしまい、脳や筋肉に送られる血液量が減ってしまうためです。脳に送られる血液量が減ると集中力が低下し、筋肉の場合は体内でつくられる熱量が少なくなり冷えを招きます。

食べすぎてしまうと栄養を使い切ることができず、余分なものは老廃物として血液中に残ります。生命の維持に必要な栄養も、とりすぎてしまっては血液を汚すだけです。最近は、交通手段の発達などによる運動不足で消費するエネルギーも減っているため、ほとんどの人が食べすぎの傾向にあります。

食べすぎると免疫力も落ちてしまいます。白血球の貪食細胞（顆粒球・マクロファージなど）は、運動や入浴後、発熱時、空腹時などに働きが活発になります。逆に満腹状態で血糖値が高い状態では、貪食細胞の働きは低下してしまいます。つまり、人間と同様、白血球も空腹時のほうがよく働くのです。

このように、食べすぎはからだによい影響を与えません。「腹八分目」という言葉がありますが、これはとても理にかなったことなのです。

からだの冷え、血液の汚れ、免疫力の低下など食べすぎはさまざまな悪影響をもたらす

食べすぎが肥満を招き肥満が生活習慣病を誘発する

食べすぎると肥満してしまうのは自然なことです。肥満は糖尿病、高脂血症、高血圧といった生活習慣病を招くと言われています。最近では「メタボリックシンドローム」と呼ばれる、これらを複合的に発症する状態が、心筋梗塞や脳梗塞のリスクを高くすることがわかり、肥満に対する注意が促されています。ウエスト周囲径（へそ周りの長さ）が男性で85㎝、女性で90㎝を超えるとメタボリックシンドロームである危険性が高いとされています。

現代人は運動不足のうえに、食べすぎ、低体温化傾向など、太りやすい要因がいくつも重なっています。厚生労働省が平成15年度に行った調査によると、30歳以上の男性、60歳以上の女性では約3人に1人が肥満している現状がわかっています。肥満の増加は生活習慣病の増加を招いているのです。

このように、食べすぎには悪いことはあってもよいことはありません。しかし、外食産業、ファストフード、中食《なかしょく》（お総菜や弁当など持ち帰って食べるもの）が充実し、食べたいものがいつでも手軽に手に入る現代では、意識していてもつい食べすぎてしまうこともあるでしょう。

無理なく、食べすぎを予防するのに有効なのが「石原式プチ断食」です。「断食」と聞くと厳しそうなイメージがありますが、「石原式プチ断食」は自宅で手軽にできて、無理なくできるのが特徴です。個人の体調に合わせて何種類か方法がありますので、自分に適したものから始めてみましょう。

食べすぎは肥満やからだの冷えを招き生活習慣病の誘因となる

明日からでもすぐにできるらくらく簡単「石原式プチ断食」

＊こんな人はプチ断食に向いていません（140ページ参照）。

「断食」は、血液を浄化してからだを温め、免疫力を高めて、健康の維持・増進、病気の予防に効果を発揮します。現代の栄養学や医療現場では「朝食はしっかりとる」ことが基本となっています。たしかに、栄養状態が悪く、３回の食事をしないと必要なエネルギーがとれない時代もありました。しかし、現代はエネルギーの過剰摂取傾向にあり、運動不足による消費エネルギーの低下から、肥満の増加を招いています。このような時代に、食べたくないのに無理をしてまで食べる必要はありません。

ただし、脳や筋肉は「ブドウ糖」をエネルギー源にしているので、「糖質」は十分に補給しないといけません。糖質が不足すると「低血糖状態」となり、めまい、ふるえ、倦怠感《けんたいかん》などを覚えます。こうした症状を防ぐために、朝は糖分を補給すればよいのです。

「石原式プチ断食」の基本となるのは、「しょうが紅茶」と「にんじん・りんごジュース」です。これらには糖質、ビタミン、ミネラル、水分が含まれていて、胃腸に負担をかけない朝食にぴったりのドリンクなのです。

朝食（breakfast）には「断食（fast）をやめる（break）」という意味もあります。夕食を夜8時頃に食べたとすると、夜食をとらなければ、翌日の朝ご飯までに10時間程度は何も食べないですごします。いわば「プチ断食」をした状態です。通常、断食後は休息していた胃腸に負担をかけない重湯《おもゆ》やおかゆをとります。こう考えると、朝食は無理して食べなくてもよいと言えます。

夕食を食べてから朝食までは「ミニ断食」状態 断食明けの朝食は無理に食べる必要はない

プチ断食の4つの効果

1

体温を上昇させる

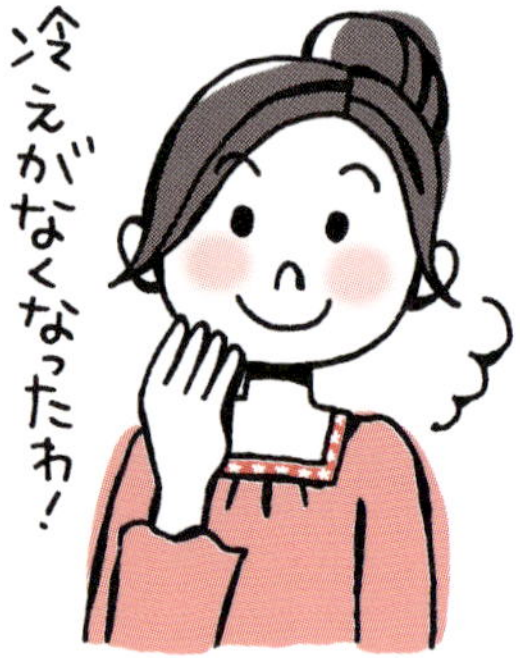

しょうが紅茶を毎日飲むため、体温が上昇する。代謝が上がるので汗をかきやすくなり、体内にたまった脂肪も燃焼しやすくなる。紅茶の利尿作用で排尿回数が増え、老廃物の排出も促される。

2

胃腸を休息させる

食べすぎやだらだら食いで疲れている胃腸を休息させる。老廃物の代謝にかかわる肝臓や腎臓、血液を全身に送り出す心臓などの休息にもつながる。

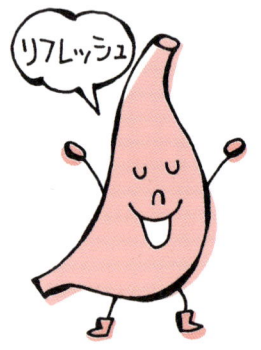

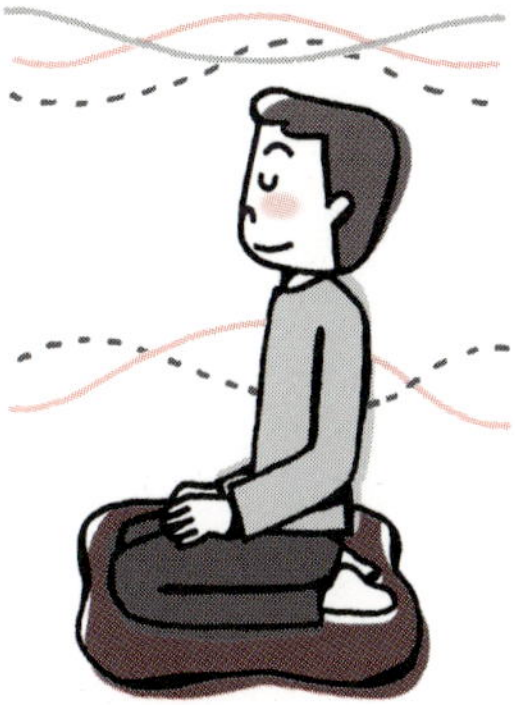

3 心身ともにリラックスさせる

断食をすると脳に「α《アルファ》波」が現れる。1日3回という食事の義務感から解放されゆったりと食事ができる。味覚や臭覚が鋭くなり、食べ物をよりおいしく感じるようになる。

4 老廃物の排出が促進される

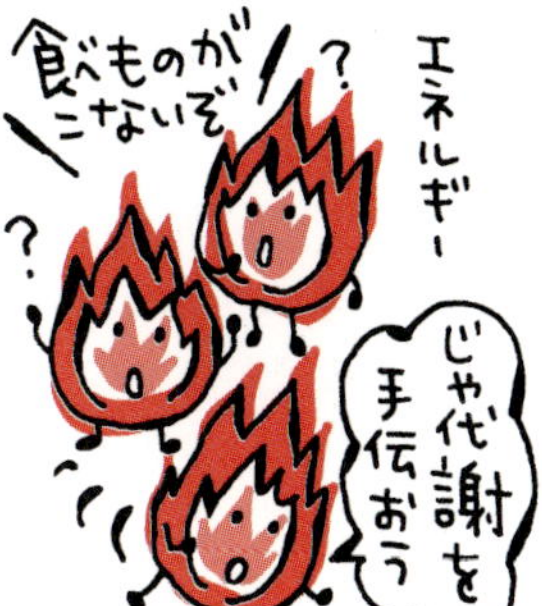
食べものがこないぞ
エネルギー
じゃ代謝を手伝おう

食べないでいる時間を長くすると、消化・吸収に使われるエネルギーが代謝にまわされ、老廃物の排出を促したり、体脂肪の燃焼を促す。白血球の働きが活発になり免疫力が高まるため、アレルギー症状の改善も期待できる。

プチ断食の基本
しょうが紅茶の作り方

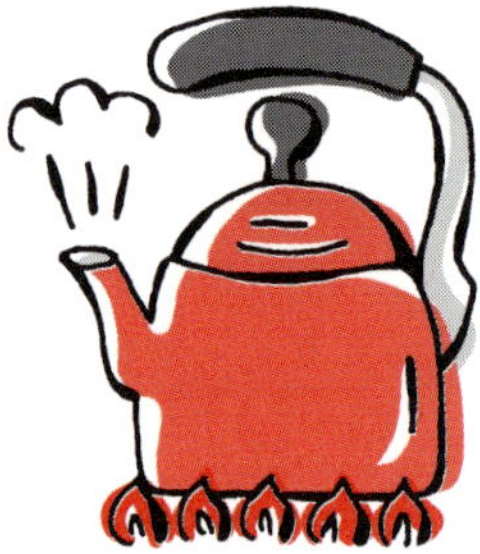

1
水を選ぶ

水道水を沸騰《ふっとう》させたばかりの湯を使う。沸騰させた湯を再度沸かし直すと、紅茶本来の味が出なくなるので電気ポットの湯は適さない。マグネシウムやカルシウムといったミネラルが多く含まれる硬水を使うと、紅茶の色が濃くなったり風味が悪くなることがある。

2
新鮮な茶葉を使う

香りがよくきれいな茶葉を選ぶようにする。開封して時間がたつと風味が落ちるので、早めに使い切るようにする。開封後は冷蔵庫で保存するとよい。茶葉の量はティーカップ1杯に対してティースプーン1杯が適量。黒糖やはちみつを好みの量加えて飲む。

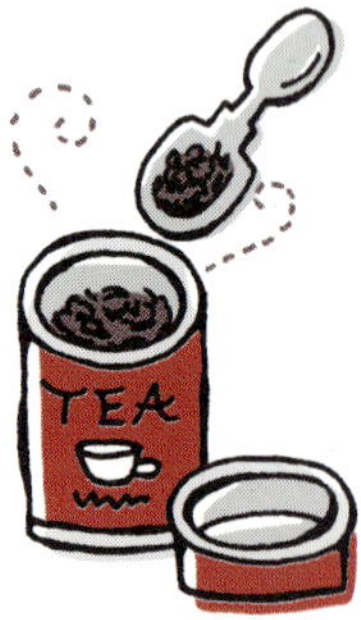

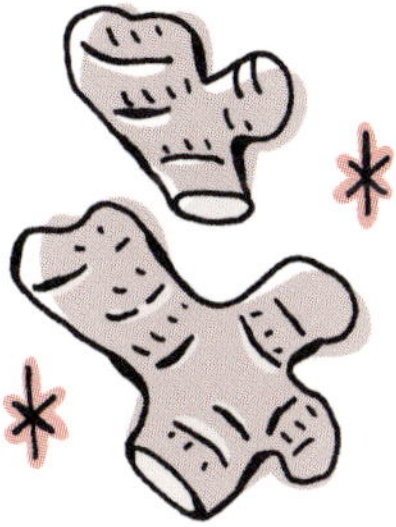

3

新鮮なしょうがを使う

新鮮なしょうがであれば皮つきのまますりおろす。外国産のものは皮をむいたほうがよい。そのまま入れても、絞り汁を入れてもどちらでもよい。量は好みしだい。冷蔵庫に入れると3日程度はもつが、新鮮なほうが風味がよい。

ワンポイントアドバイス

- 温度が下がると風味が落ちるので、少し熱いと感じる状態で飲むとよい
- 忙しいときにはティーバッグやチューブ入りのしょうがを利用する
- カフェインの影響で眠りにくくなる人もいるので、夜寝る前は「しょうが湯」を飲むとよい
- 飲んでみて不快感があるときにはしょうがの量を減らしてみる

にんじん・りんごジュースの作り方

1

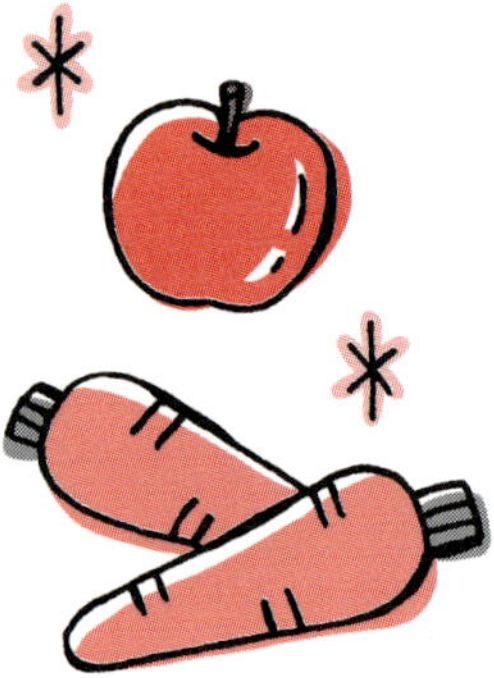

新鮮な材料を準備する

1食分はにんじん2本とりんご1個。りんごはヘタをとり、にんじんは根元の部分を切る。タワシなどでよく洗い、適当な大きさに切る(①)。

2

ジューサーにかける

①をジューサーに入れ、撹拌《かくはん》する（ジューサーがなければミキサーでもよい)。コップ約2.5杯分のジュースができる（ジューサーの場合は残りカスを捨ててもよい)。

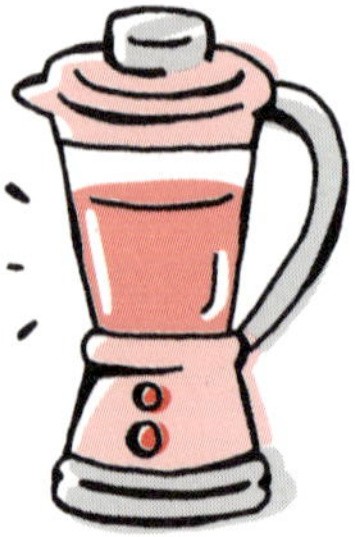

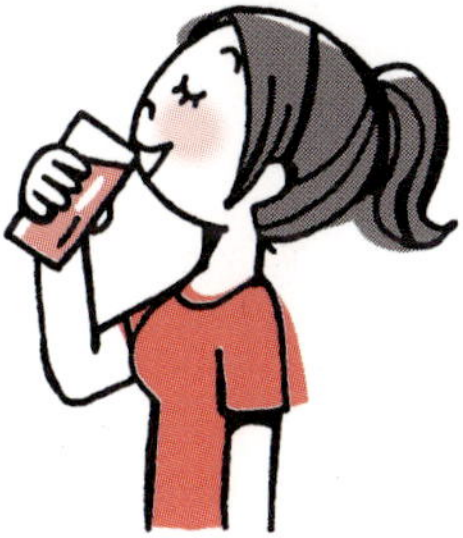

3

作り置きはしない

ビタミンは壊れやすいので、作り置きはあまりよくない。なるべく飲む前に準備するようにする。

ワンポイントアドバイス

- にんじんには人間に必要とされるほとんどのビタミンとミネラルが含まれている。エネルギー源となる糖質も多く含むので朝食にぴったり
- にんじんとりんごは無農薬、国産のものがよい。入手できない場合は皮をむいたほうがよい
- 甘味が少ないと感じるときには、はちみつを加えて飲んでもよい
- 忙しいときには市販されている野菜ジュースを飲んでもよい

初級者プチ断食

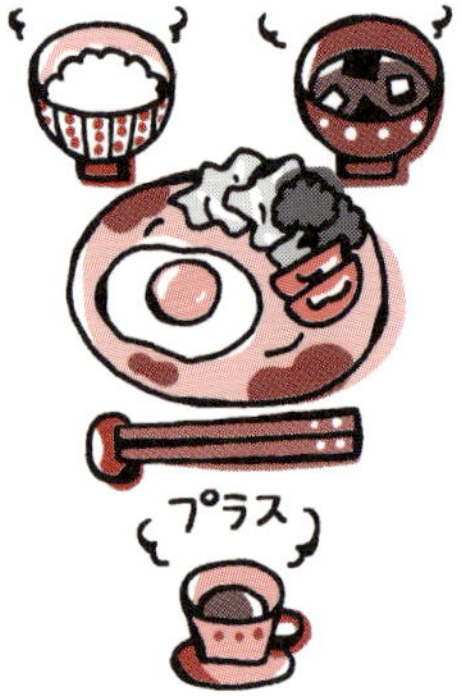

1
しょうが紅茶を1日に3〜6杯飲む

今までと同じ食事内容でよい。食事の前にしょうが紅茶を1〜2杯飲む。食間にもしょうが紅茶を飲み、1日3〜6杯は飲むようにする。

2
できれば朝食を抜く日をつくる

慣れてきたら、朝食をしょうが紅茶だけにする日をつくる。耐えられない場合はすりおろしたりんご、みそ汁、ヨーグルトなどをプラスする。

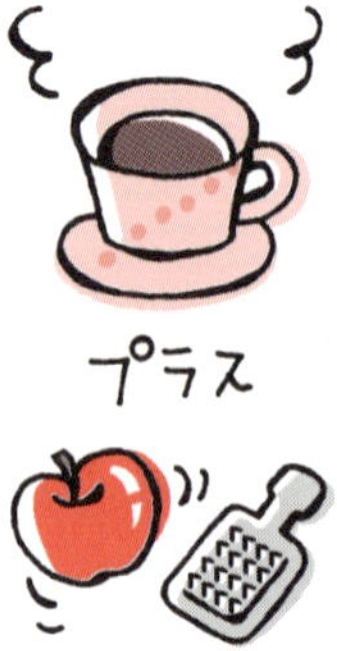

朝食	しょうが紅茶1～2杯、和食(ごはん、みそ汁、納豆、豆腐、漬け物など)または洋食(パン、大根・わかめ・玉ねぎなどを使ったサラダなど) **※慣れてきたら** しょうが紅茶1～2杯(物足りない場合はすりおろしたりんご、みそ汁、ヨーグルトなどをプラス)
食間	しょうが紅茶1～2杯
昼食	普通の食事を腹八分目とる。または温かいそば(ねぎや七味とうがらしなどの薬味をたっぷり入れる)。またはピザやパスタ(タバスコをたっぷりかける)
食間	しょうが紅茶1～2杯
夕食	普通の食事、アルコールも可

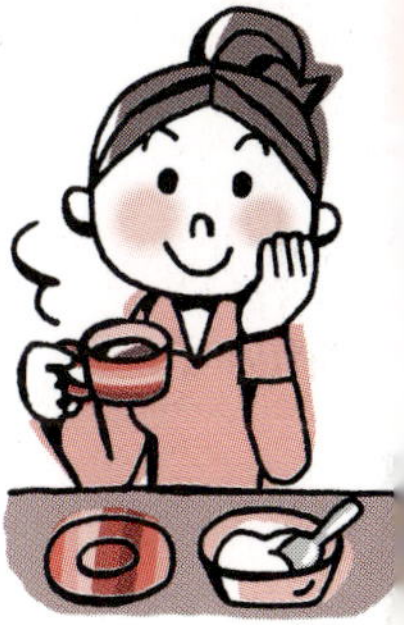

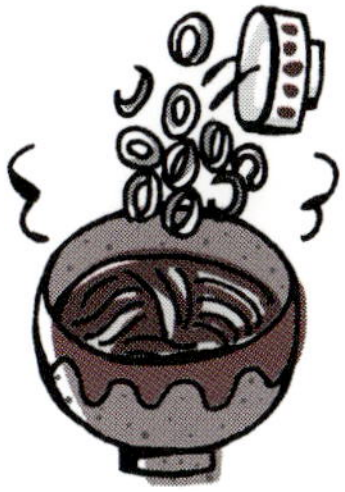

中級者プチ断食

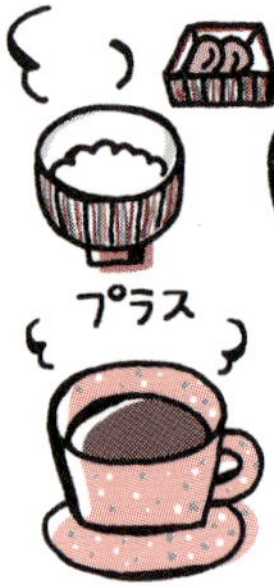

1

少なめの朝食に しょうが紅茶を1週間

食事量を少し減らす。食事の前にしょうが紅茶を1～2杯飲む。食間にもしょうが紅茶を飲み、1日3～6杯は飲むようにする。

2

慣れてきたら 朝食抜きを1週間

慣れてきたら、朝食をしょうが紅茶だけにする。耐えられない場合はすりおろしたりんご、みそ汁、ヨーグルトなどをプラスする。空腹を感じたらしょうが紅茶を飲む。さらに慣れてきたら、週に1回「半日プチ断食」を行う。

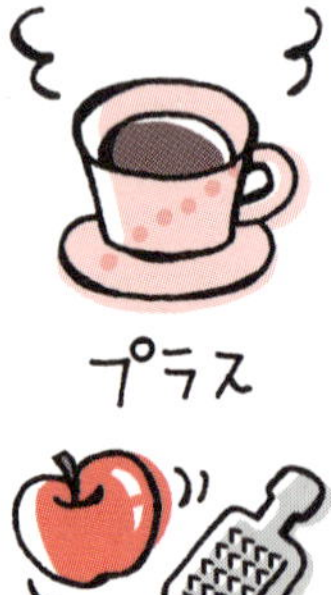

半日プチ断食

朝食	にんじん・りんごジュース2.5杯	空腹を感じたときにはしょうが紅茶を飲む（黒糖をなめる）
10時頃	しょうが紅茶1～2杯	
昼食	にんじん・りんごジュース3杯	
15時頃	しょうが紅茶1～2杯	
夕食	ごはん（精白米）茶碗6分目、梅干し2個、しらすおろし小鉢1杯、みそ汁（具は豆腐とわかめ）	

ワンポイントアドバイス

- しょうが紅茶には黒砂糖かはちみつを入れる
- プチ断食中にイライラ、動悸、めまいなど低血糖の症状が現れた場合は、アメをなめたり、チョコレートなどを食べる。それでも治まらない場合は、医師に診てもらう

上級者プチ断食

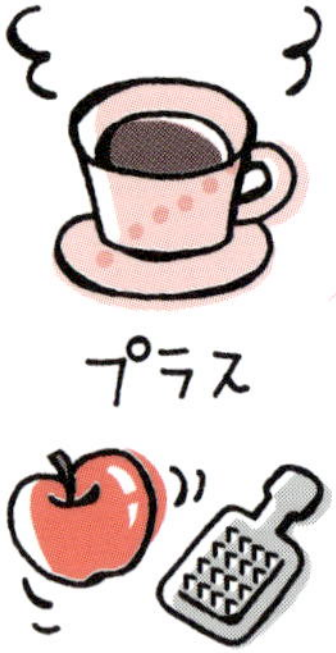

1

朝食抜きを2週間

朝食をしょうが紅茶だけにする。耐えられない場合はすりおろしたりんご、みそ汁、ヨーグルトなどをプラスする。空腹を感じたらしょうが紅茶を飲む。

2

慣れてきたら半日プチ断食

慣れてきたら、週末などを利用して週に1回半日プチ断食を行う。さらに慣れてきたら、半日プチ断食にかえて「1日プチ断食」を行う。

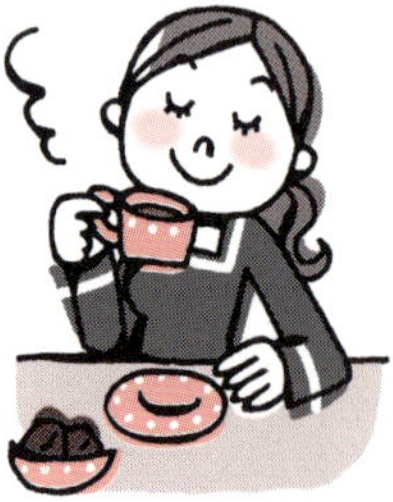

1日プチ断食

朝食	にんじん・りんごジュース2.5杯
10時頃	しょうが紅茶1〜2杯
昼食	にんじん・りんごジュース3杯
15時頃	しょうが紅茶1〜2杯
夕食	にんじん・りんごジュース2.5杯
翌朝	ごはん（精白米）茶碗7〜8分目、梅干し2個、しらすおろし小鉢1杯、みそ汁（具は豆腐とわかめ）

空腹を感じたときにはしょうが紅茶を飲む（黒糖をなめる）

ワンポイントアドバイス

- しょうが紅茶には黒砂糖かはちみつを入れる
- プチ断食中にイライラ、動悸、めまいなど低血糖の症状が現れた場合は、アメをなめたり、チョコレートなどを食べる。それでも治まらない場合は、医師に診てもらう

昼食や夕食に適した食事

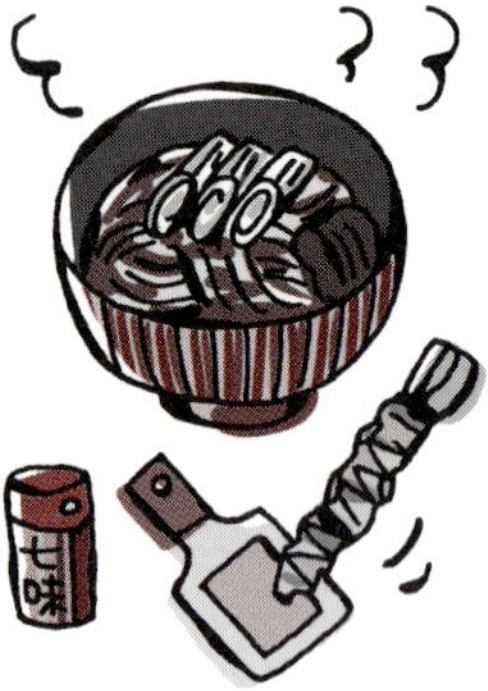

1
そば

消化がよいので断食明けの昼食に。そばにはビタミン、ミネラル、必須アミノ酸をすべて含むたんぱく質が含まれる。ねぎや七味とうがらし、わさびなどの薬味を加えるとからだをさらに温める。わかめやトロロをトッピングするとよい。

2
ピザやパスタ

そばばかりで飽きてきたときの昼食によい。タバスコをたっぷりかけるとからだが温まる。

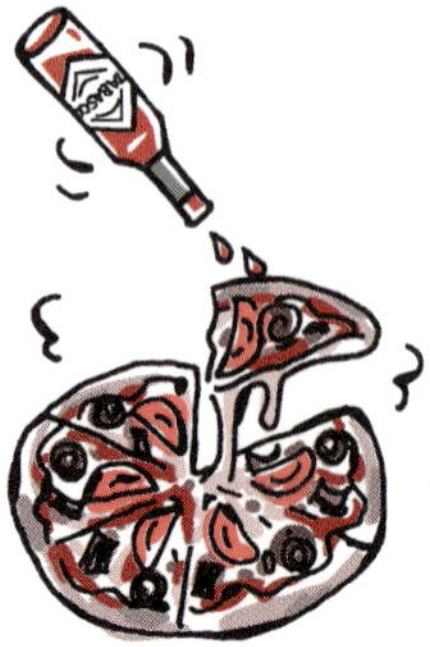

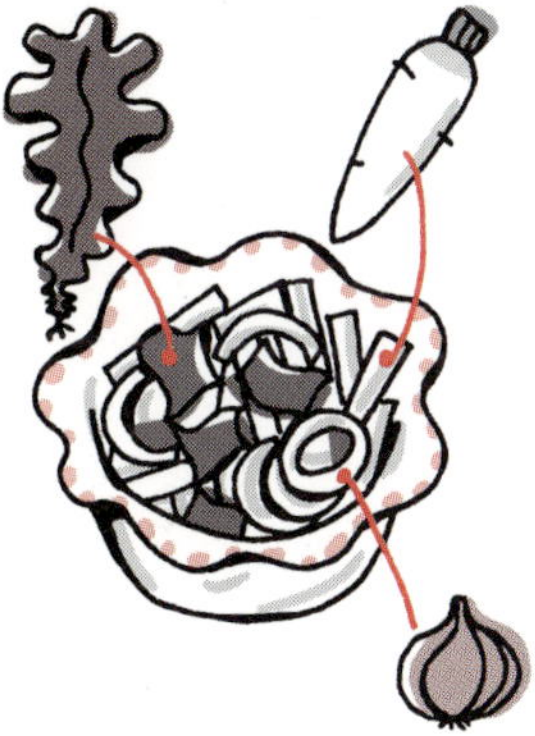

3
サラダ

生野菜はからだを冷やすので温野菜などがよい。忙しいときには玉ねぎ、大根、わかめにしょうゆドレッシングをかけたものがよい。かたくて黒い野菜（陽性食品）、根菜類をとるようにする。

4
和食

なるべく肉よりも魚中心の和食メニューで。みそ汁や納豆、漬け物といった発酵食品はからだを温めるので積極的にとるようにする。アルコールは飲みすぎないように気をつける。食べすぎないよう腹八分目を心がける。

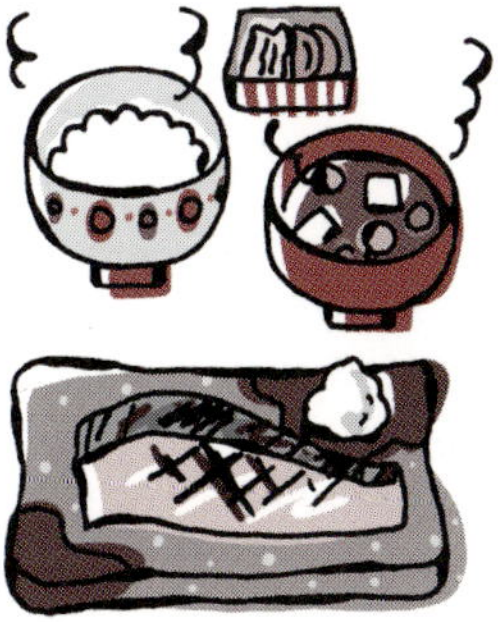

プチ断食の中心「しょうが」の効能

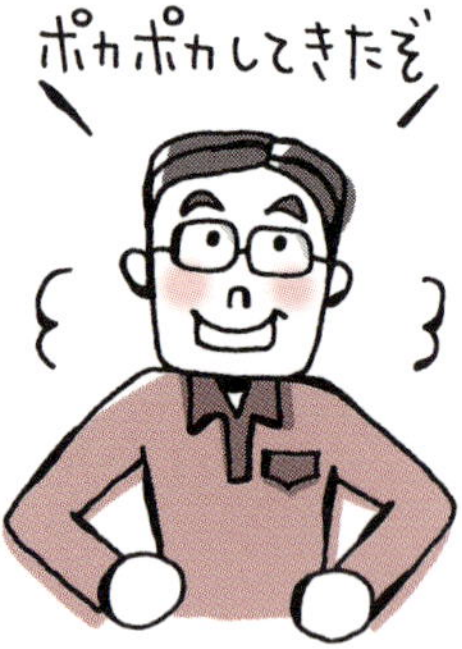

1 からだを温める

漢方では「生姜《しょうきょう》」と呼ばれ生薬として用いられる。とくに冷え性の改善に作用する。かぜをひいたときに「しょうが湯」を飲むのは、からだを温める作用が強いため。

2 利尿作用が強い

しょうがの辛み成分である「ジンゲロン」「ショウガオール」には、血流をよくして胃腸の働きを活発にする作用がある。血流がよくなると排尿が促される。胆汁の分泌量も増えるため、コレステロールの体外への排出も促進する。内臓が活発に働くようになると体温が上がり新陳代謝もアップする。

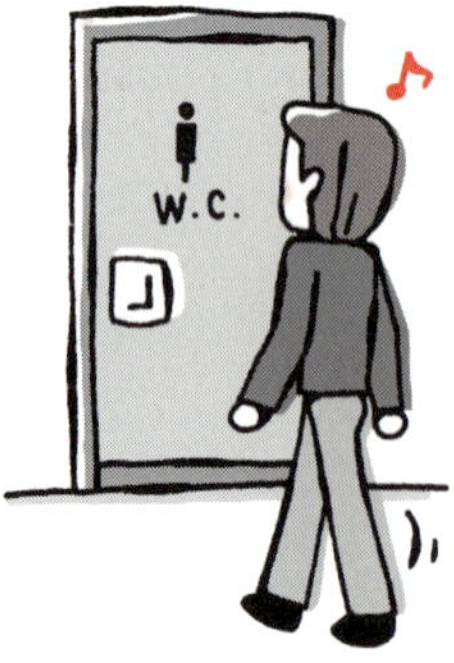

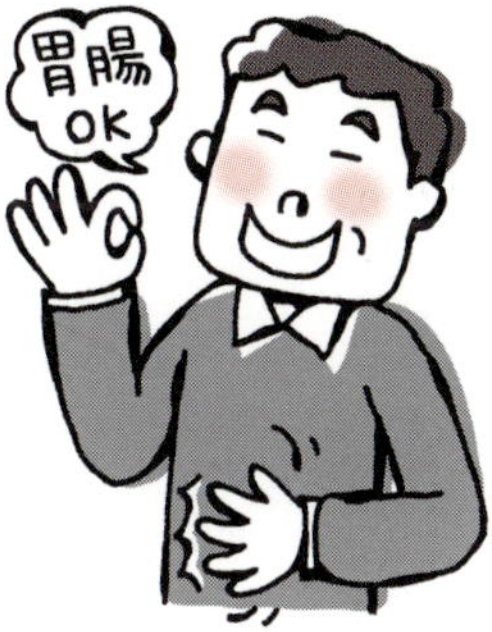

3
殺菌・解毒・消臭作用

しょうがにはさまざまな成分が含まれ、殺菌作用、解毒作用、食欲を高める作用、消臭作用などがあると言われる。

ワンポイントアドバイス

●以下にあてはまる人はしょうが紅茶を飲むのは避けたほうがよい

- ▶からだが熱くいつもほてっている
- ▶皮膚や舌がかなり赤い人
- ▶ひどく汗かきの人
- ▶皮膚がひどく乾燥している人
- ▶頻脈、脱水症状、血便のある人

プチ断食の中心「にんじん・りんごジュース」の効能

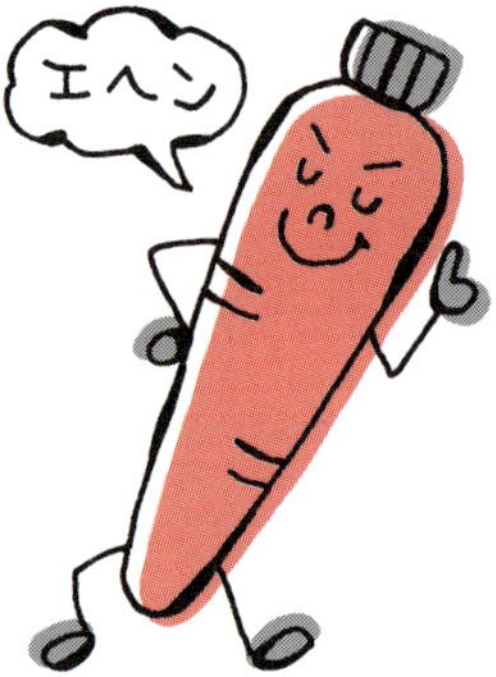

1

人間に必要なビタミン・ミネラルがたっぷり

にんじんには人間に必要なビタミン・ミネラルがたっぷり含まれている。排尿を促し、体内の余分な水分を排出する作用があるカリウムも多く含まれている。

2

エネルギー源となる糖質が多い

にんじん、りんごともにエネルギー源となる糖質が含まれている。とくに効率よくエネルギーに利用されるブドウ糖や果糖を含む。ジュースなので早く吸収され、断食明けの胃腸に負担をかけない。

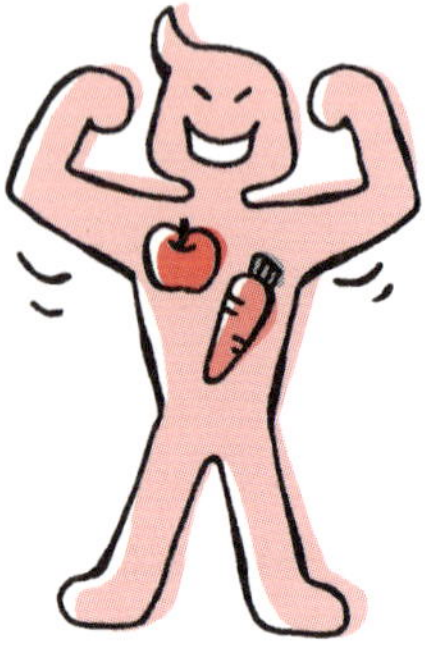

3

からだを温める作用がある

にんじんは暖色の食品、りんごは北方産の食品なので、どちらも「陽性食品」でからだを温める作用がある。糖質も多く含むため、からだを温めて1日の活動の原動力となる。

ワンポイントアドバイス

- 朝、時間がなくてジュースをつくれない人は、市販の100%生ジュースを飲んでもよい
- にんじん・りんごジュースを飲んで「冷え」を感じる人は、ジュースの量を減らしてしょうが紅茶を増やすとよい

Column

無理は禁物、こんな人は「断食」に向いていない

いいことづくしの「プチ断食」ですが、なかには向いていない人もいます。

以下の項目にあてはまる人は、断食には向いていないので気をつけてください。また、日頃から薬を服用している人は、主治医に相談せず自己判断で服用を休止するのは危険です。逆に糖尿病のインスリンを断食中に注射していると低血糖を起こす危険もあります。必ず主治医に相談して行うようにしましょう。

①断食に対して強い恐怖感や抵抗感がある人
②すでにやせていて体重が男性で40kg以下、女性で35kg以下の人
③妊娠中・授乳中の女性
④糖尿病でやせている人
⑤ステロイドホルモン剤を服用中で、服用を中止すると危険な人
⑥抗うつ薬を服用中で、服用を中止すると危険な人
⑦急性虫垂炎などでいますぐ手術が必要な人
⑧胃・十二指腸潰瘍や潰瘍性大腸炎で激しい出血がある人
⑨虚血性心疾患（心筋梗塞や狭心症など）や心室性の不整脈で薬を服用している人
⑩治療を意識できていない精神疾患の人
⑪痴呆の人
⑫活動性のウイルス性肝炎（B型・C型）の人
⑬大きな子宮筋腫や卵巣のう腫がある人

第5章

適度な運動とストレス解消が健康への近道

体内の熱は半分近くが筋肉でつくられる運動不足は冷えのもと

人間の体内では常に熱が発生しています。とくに、筋肉でつくられる熱量は全体の40%以上と大部分を占めています。このため、運動不足で筋肉量が減ってしまうと十分な体温を維持できなくなります。自転車、バイク、車、電車、バスなど交通手段の発達した現代では、からだを動かす機会が減ってしまいました。また、運動不足は肥満を招き、血液中には余分な老廃物がたまり、さらに病気を起こす悪循環に陥ってしまいます。

現在、増加傾向にある生活習慣病やがんといった病気は、「からだの冷え」と関係しているものがほとんどです。ふだん運動をする習慣のない人は、通勤時に一駅手前で降りて歩く、駅の構内ではなるべく階段を使う、昼休みに会社の周囲を散歩するなど、まずウォーキングから始めてみましょう。

厚生労働省が推進する「健康日本21」では、1日に歩く目安は男性で9200歩、女性で8300歩となっています。ところが、平成15年の調査によると実際には男性7575歩、女性6821歩しか歩いていません。全体的に運動不足の状態にあるのです。ウォーキングは手っ取り早い健康法ですが、年齢によって目標とする歩数や歩く速度は異なります。144ページに一覧表を掲載しましたので、参考にしてください。ウォーキングには血圧を下げて脳卒中を予防する、心臓病の予防と改善、認知症の防止、骨粗しょう症の予防、腰痛やひざの痛みの緩和、肥満の解消、糖尿病・高脂血症の予防と改善、脂肪肝の予防と改善、ストレス解消、心肺機能を強くするといった効果が得られます。

いつでもどこでもできるウォーキングは運動不足解消の強い味方

年齢別の歩く速さと1日の歩数の目安

年齢	分速（1分間）	歩数
30歳代	85m	10000歩
40歳代	80m	9000歩
50歳代	75m	8000歩
60歳代	70m	7000歩
70歳代	60m	6000歩

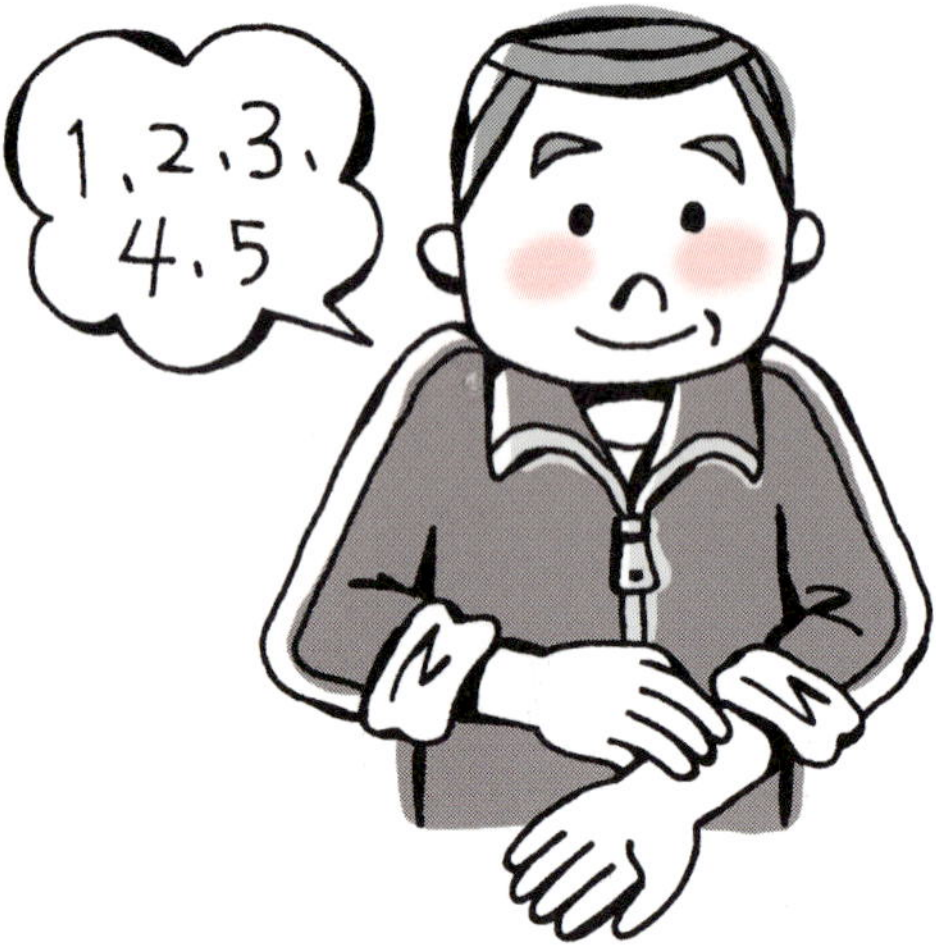

＊運動時の心拍数は110〜125拍/分が目安となります。

効果的なウォーキングとは

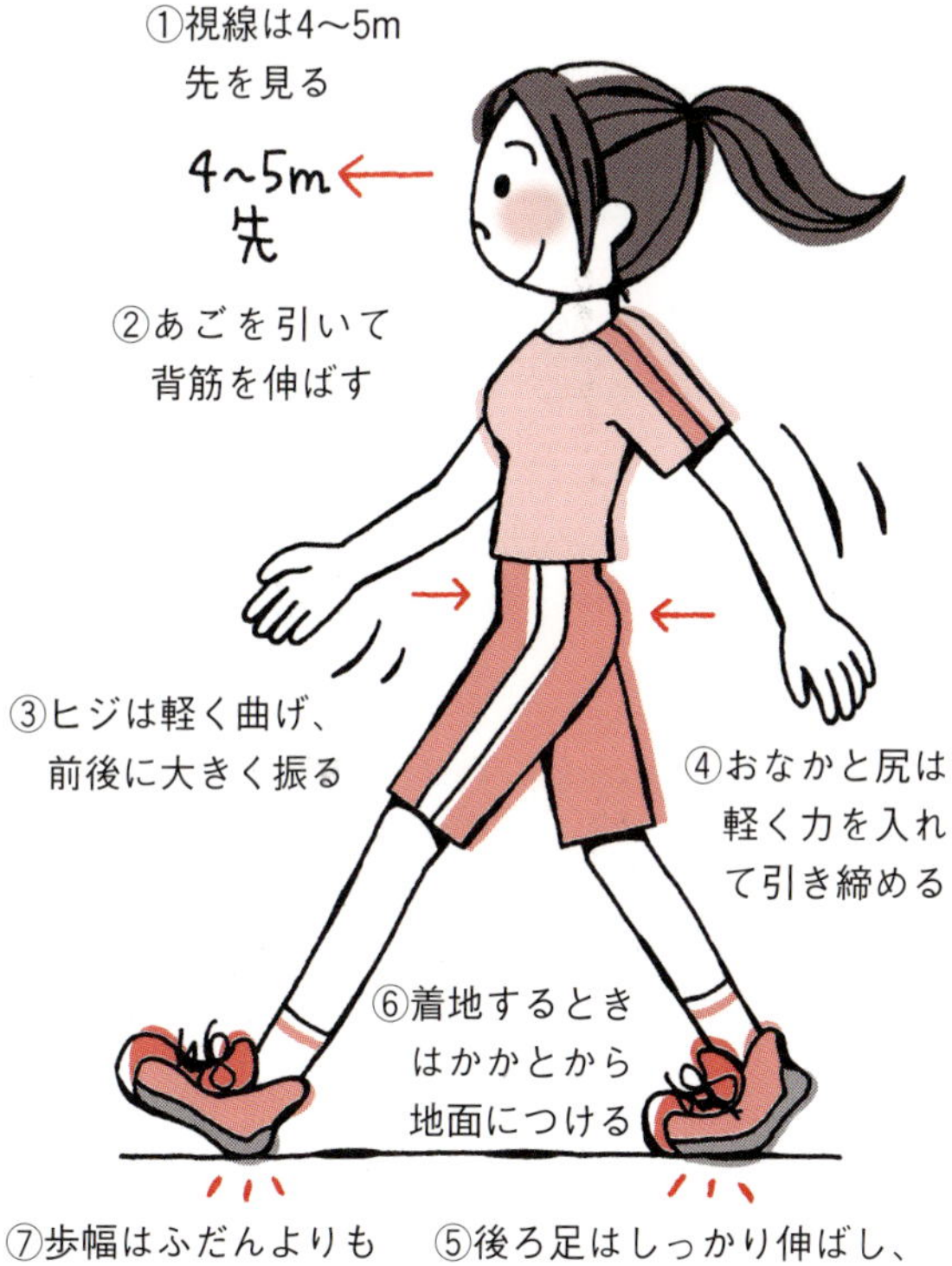
広めにする
しっかりけり出す

筋肉が集中している下半身を鍛えると冷えと血行不良の解消ができる

筋肉の70%以上は下半身に集中しています。ウォーキングは下半身の筋肉を鍛える手軽な運動ですが、なかなか歩く時間をとれない人もいれば、雨や風など天気によって歩けないこともあるでしょう。

そこで、部屋の中でできる下半身を鍛える筋トレ、「スクワット運動」「カーフ・レイズ運動」を紹介します。これらは狭い場所でも大丈夫ですし、テレビを見ながらでもできます。フィットネスクラブに入会したり、通信販売などで紹介されている高価なマシンを購入する必要もありません。

最近では、からだを動かさずに一定の姿勢を数秒間保ったり、筋肉を動かす「ながら運動」が人気です。

これは家事などの生活動作に組み込めますし、1回のエクササイズが数分で終わるため気軽にできます。ここでは、家事や日常動作の合間にできる「ながら運動」を数種類紹介しますので参考にしてください。

こうした運動を続けるコツは、無理なくできるレベルでやめておくことです。無理しすぎると運動するのがおっくうになり続きません。筋肉も疲労がたまり、かえって負担をかけることになります。

また、疲れからきちんとした姿勢でできていないと、かえって腰やヒザを痛めてしまう危険性もあります。筋力がついてきたら、徐々に回数を増やしていくようにしましょう。

ウォーキングと筋トレを併行して行うと体重の減少と引き締め効果がある

「スクワット運動」

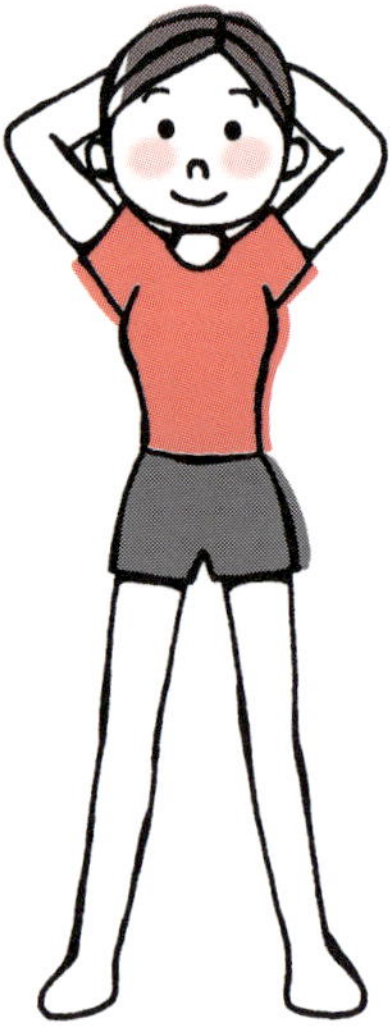

1

両手を頭の後ろで組み、両足を肩幅よりやや広く開いて立つ（①）。

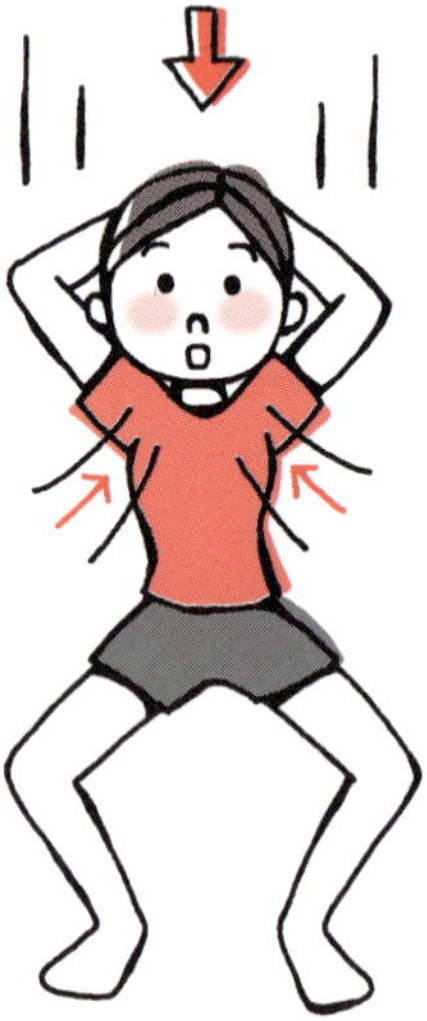

2

両手を頭の後ろで組み、背筋を伸ばして息を吸いながら腰を落とす。

＊胸をなるべく前に押し出すように、尻は後ろに突き出すようにする（②）。

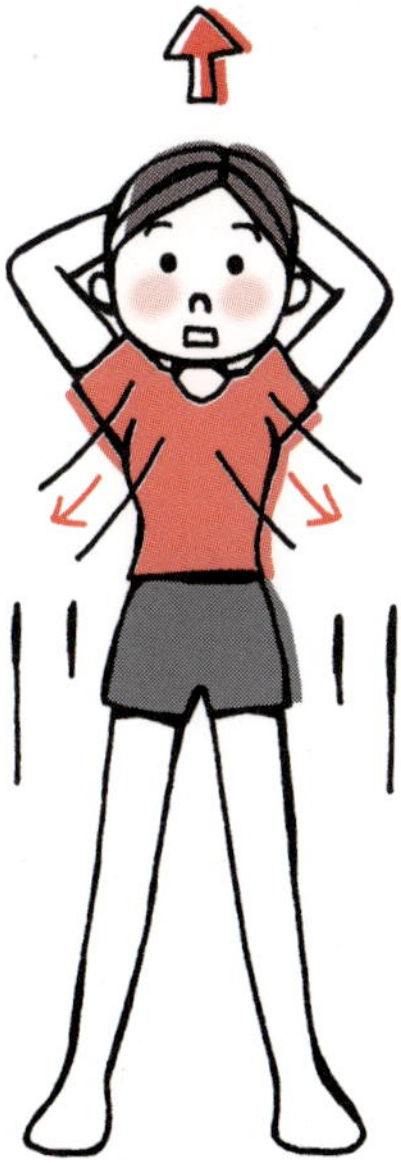

3

吐きながらもとの位置に戻る（③）。

＊①～③の動作を5～10回行う（1セット）、3～5セット程度行うとよい。

ワンポイントアドバイス

- 筋力がついてきたら1セットの回数を10～20回に増やすとよい
- さらに筋力がつけば10セット追加する
- とくに下肢の筋肉を強化するので体温上昇、血行促進などに効果がある

「カーフ・レイズ運動」

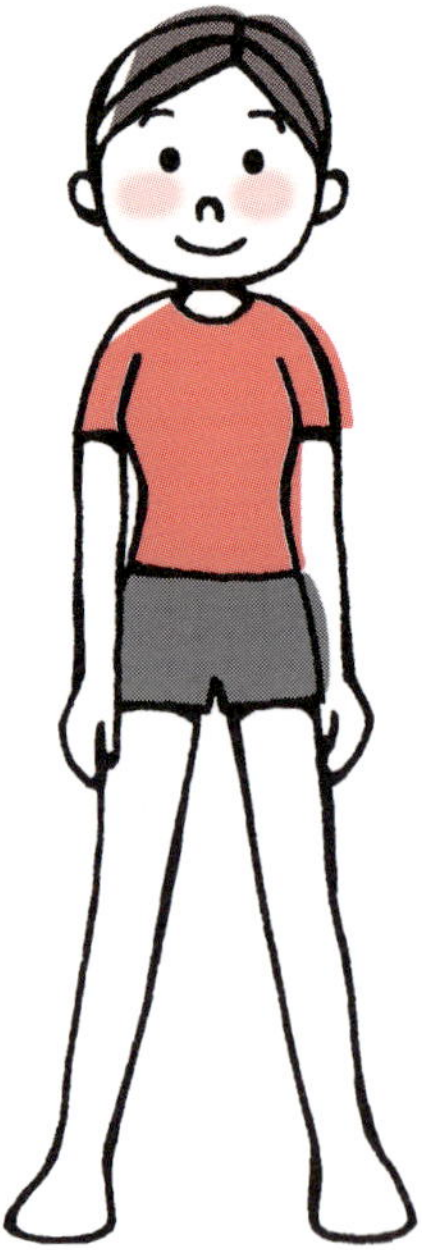

1

両足を肩幅よりやや広く開いて立つ。

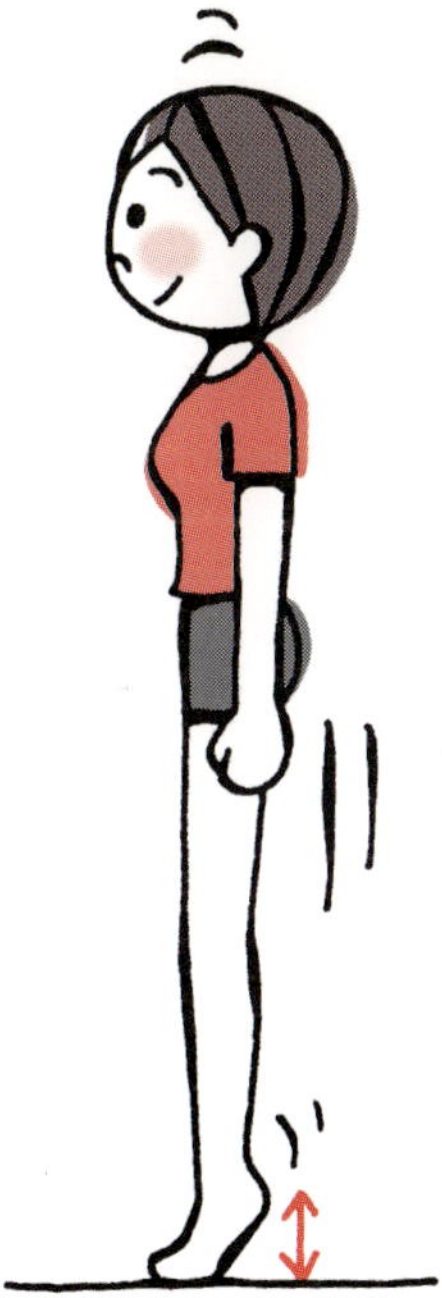

2

その場でかかとを上げ下げする。
＊かかとを上下に動かす（1回）動作を5〜10回行う（1セット）、5〜10セット行うとよい。
＊上げ下げするスピードはゆっくりから始め、徐々にスピードアップしていく。

ワンポイントアドバイス

- テレビを見ながら、電車やバスの待ち時間などいつでもどこでもできる
- ふくらはぎの筋肉を中心に鍛えられ、体温上昇、血行促進などに効果がある
- スクワット運動と交互にやるとより効果的

「ながら運動（家事）」

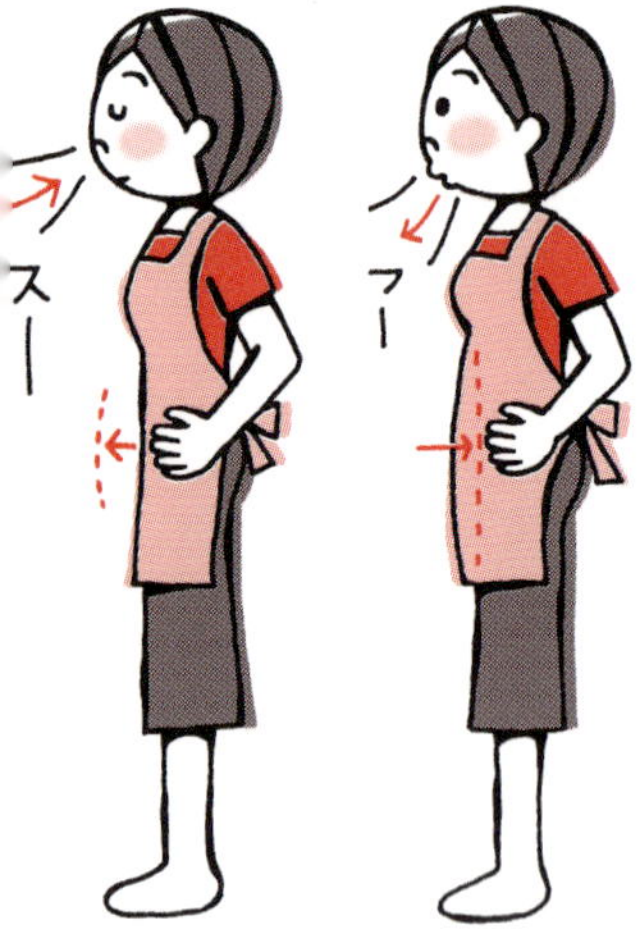

1 腹式呼吸

ゆっくり息を吸い込みながらおなかをふくらませる。それ以上吸えない状態になったら、ゆっくりと息を吐いておなかをへこませる。
＊数回繰り返す。

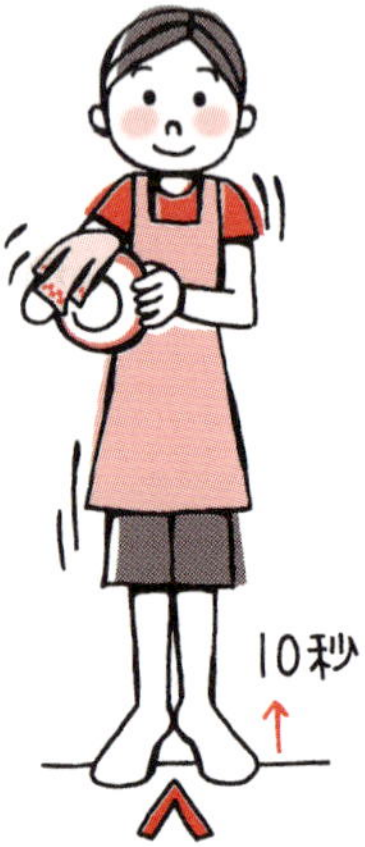

2 V字立ち

つま先をV字に開いて立ち、かかとを上げて10秒間そのままの状態を保ち、ゆっくりともとの状態に戻る。
＊数回繰り返す。

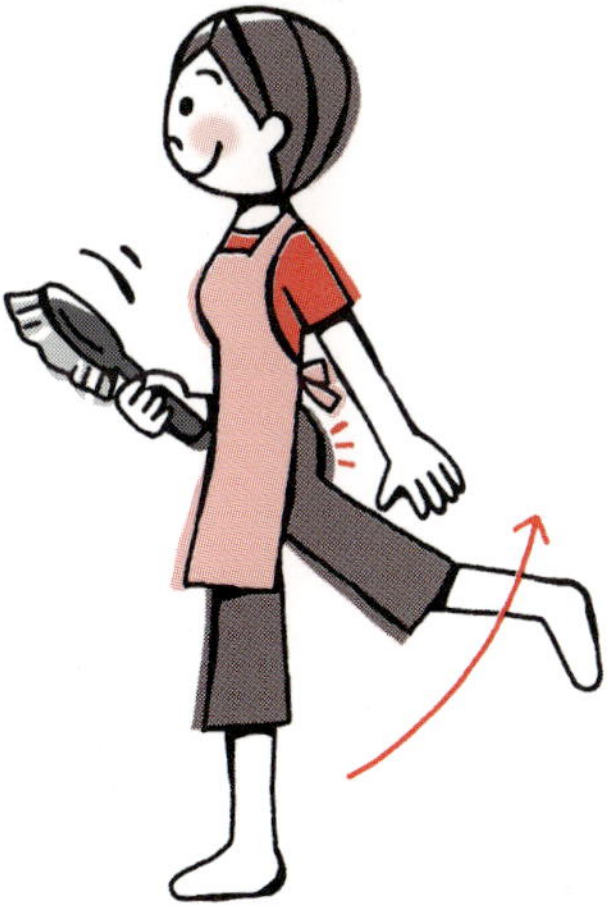

3
ヒップアップ

尻の筋肉に意識を集中しながら、足を後ろにゆっくり上げる。5秒間そのままの状態を保ち、ゆっくり下ろす。
＊右足・左足をそれぞれ数回繰り返す。

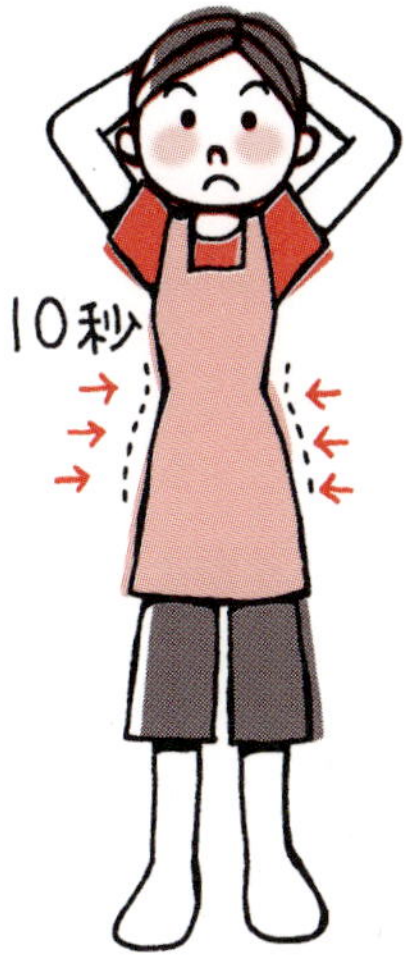

4
おなかまわり

両手を頭の後ろで組み、おなかに力を入れて締める。10秒間そのままの状態を保ち、ゆっくりともとの状態に戻る。
＊数回繰り返す。

「ながら運動（テレビ）」

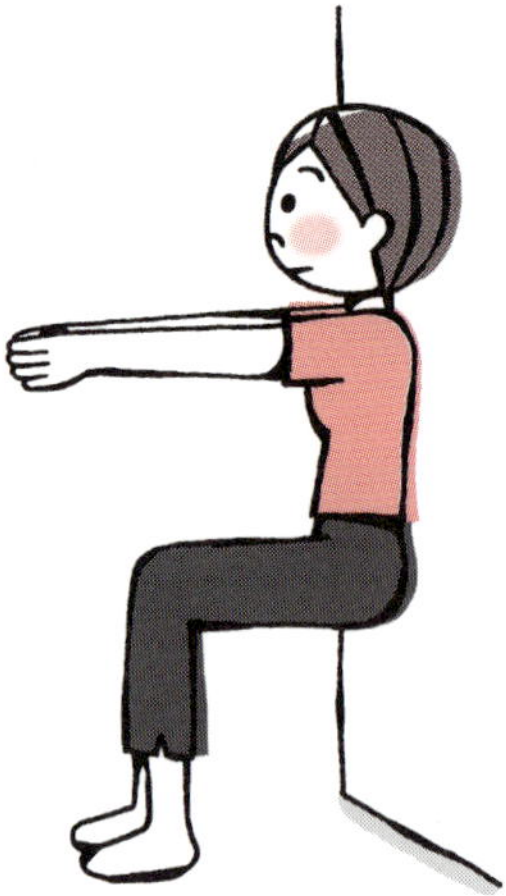

1
背筋

背中を壁につけ、ひざが直角になるように腰を落とす。両手は前に伸ばし、壁を押す力を加減しながら、その姿勢を10秒間保つ。
＊少し休憩してもう1回行う。

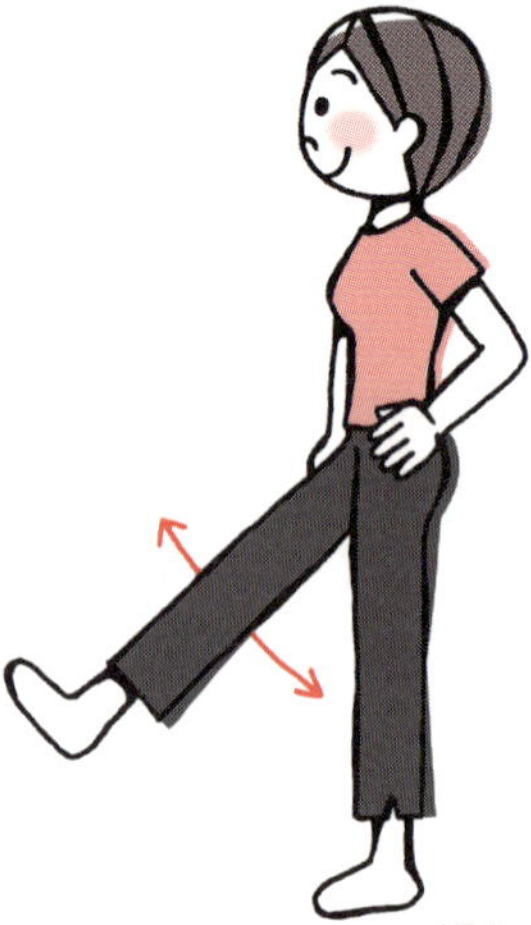

2
太もも

片方の手を腰に当て、当てた方と反対の足を大きく踏み出す。ゆっくりともとの状態に戻す。
＊右足・左足をそれぞれ数回繰り返す。

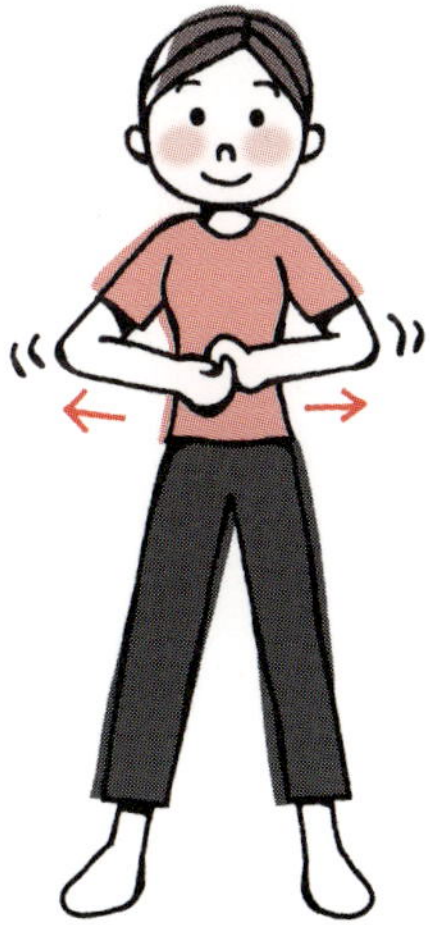

3

腕引き①

手を胸の前でかぎ型に組み、力を入れて両方の腕をゆっくり引く。
＊10回繰り返す。

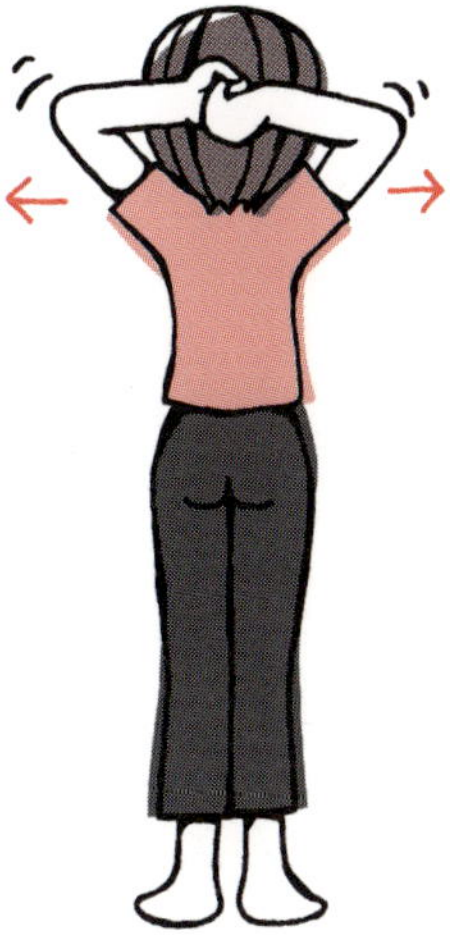

4

腕引き②

頭の後ろで手を組む。そのままの状態で、力を入れて両方の腕をゆっくり引く。
＊10回繰り返す。

「ながら運動（歯みがき）」

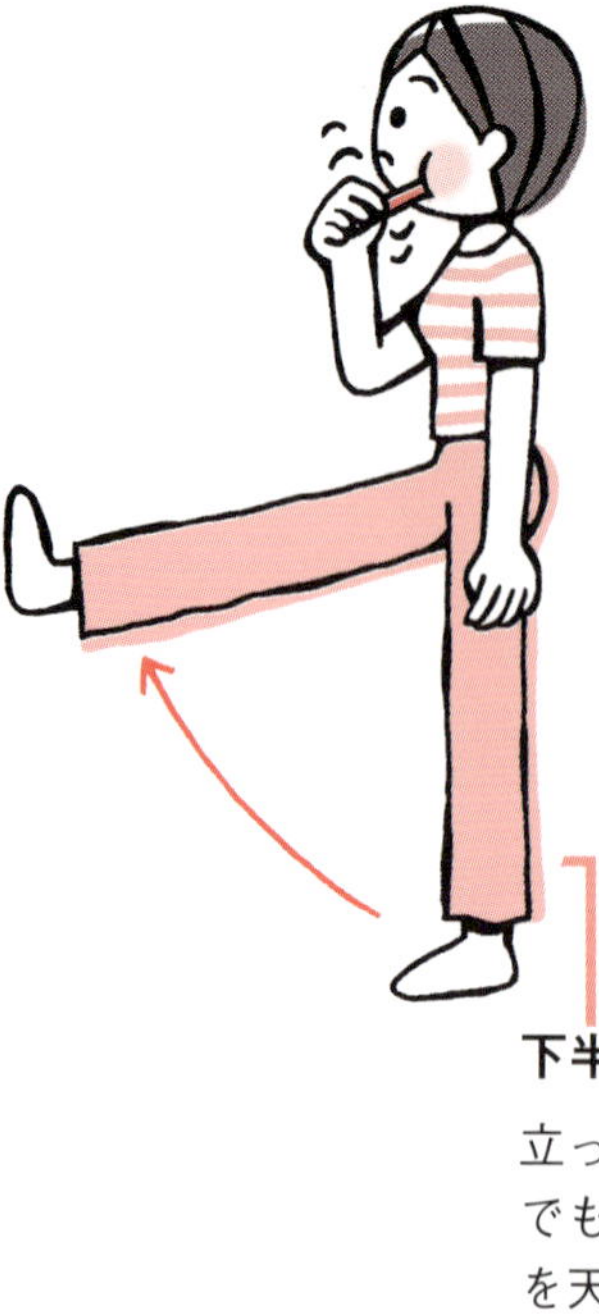

下半身①

立った状態でも、座った状態でもどちらでもよい。つま先を天上に向け、ひざをまっすぐにした状態で片足を前にゆっくりと上げる。

＊右足・左足をそれぞれ数回繰り返す。

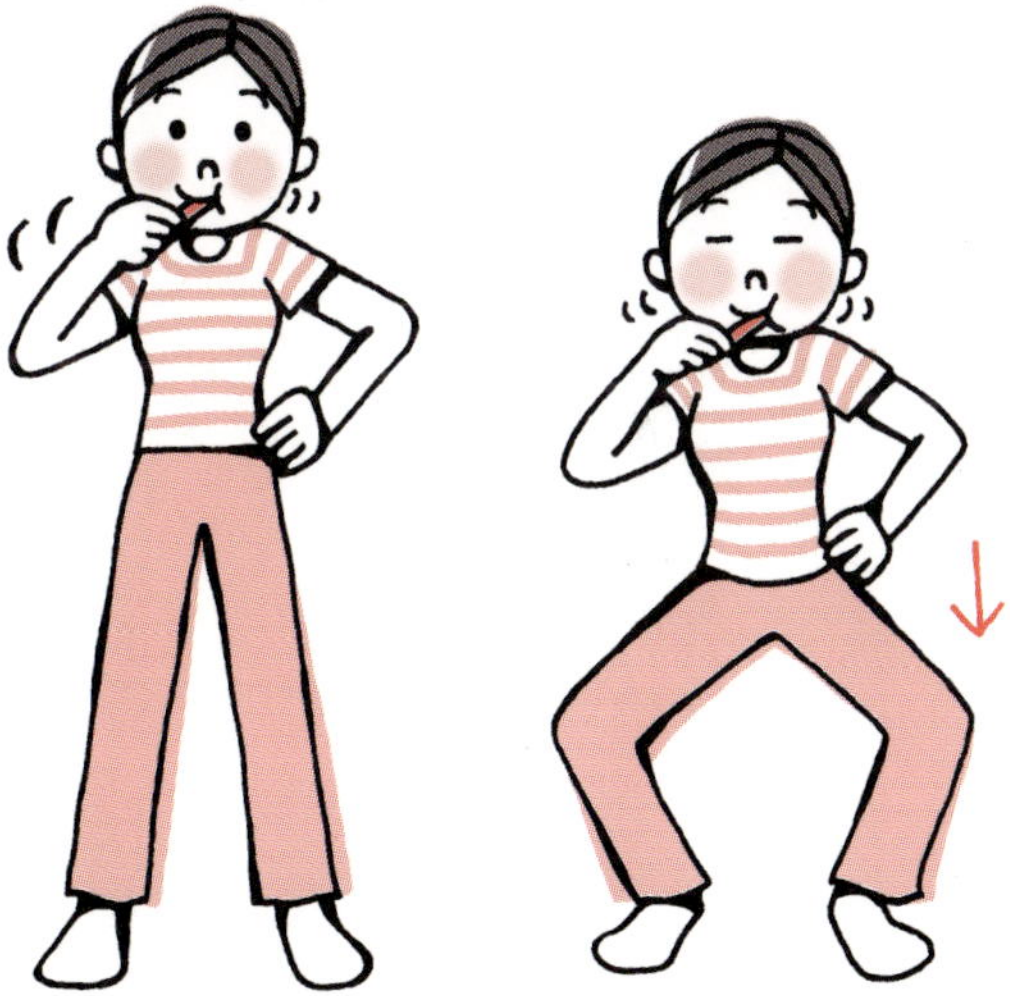

2
下半身②

両足を肩幅よりやや広く開いて立つ。ひざをゆっくりと曲げながら腰を落とす。10秒で腰を落とし、10秒で元の状態に戻る。

＊腰を落とす・戻す動作を10回繰り返す

「万病のもと」となるストレス がんとの関係も注目されている

近年、ストレスと病気の関係が注目されています。ストレスのない生活を送ることは不可能ですが、過度のストレスを長期間にわたって感じていると、血液中のコレステロール値、血糖値、尿酸値が上昇し、血圧も高くなって生活習慣病を招きます。また、ストレスを食べることや飲酒で解消する人も多く、食べすぎ・飲みすぎは肥満を招いてしまいます。

とくに、過度のストレスを受けると血液が固まりやすく、血栓ができやすくなります。このため、動脈硬化が進行しやすく、心筋梗塞や狭心症、脳梗塞といった、生命の危険のある病気を招きかねません。日本では脳出血は年々減少傾向にありますが、心筋梗塞や狭心症、脳梗塞は増え続けています。これは、現在のストレス社会の影響もあるのでしょう。

ストレスをまったく受けないことは不可能ですが、軽くすることはできます。ストレスの概念は曖昧《あいまい》で、人によっては耐えられないものであっても、ある人にはそれほどでもないケースがあります。

よく言われるのは、「A型」「B型」という分類方法です。せっかちで責任感が強く、野心家タイプの人は「A型」でストレスを受けやすいとされています。一方、「B型」はのんびりしていてマイペース、楽天的な性格の人でストレスを感じにくいようです。ある調査によると、A型の人はB型の人に比べて、冠《かん》動脈疾患《どうみゃくしっかん》にかかる割合が2倍にのぼるという結果が出ています。性格を変えることは難しいでしょうが、受け取り方によってストレスの影響が大きく変わることを覚えておきましょう。

避けられないストレスといかにうまくつき合うかが大切

ストレスと自律神経との密接なかかわりとからだに与える影響

自律神経には「交感神経」と「副交感神経」があります。ストレスを感じたときには「アドレナリン」や「ノルアドレナリン」という神経伝達物質が分泌され、交感神経が優位に立っています。すると血管が収縮して血行が悪くなってしまい、体温が低下します。体温の低下は血液の汚れを招き、病気を招きやすくします。

では、ストレスとうまくつき合うにはどうしたらよいのでしょうか。ストレス社会と呼ばれる現代では、ストレスを感じずに生活するのは無理です。また、ストレスがまったくない状態だと、脳の血流が悪くなりボーッとしてしまいます。ストレスはほどよく適度に感じたほうがよいのです。会社や家庭などで、一時的にストレスがかかるのはよくあることです。これらはストレスの原因が改善されれば、とくに問題はありません。ただし、なかなか解消されず、長期間ストレスが続いた場合には健康に悪影響を与えてしまいます。こうした場合には、少しでもストレスが軽くなるように気分転換を心がけましょう。

ストレスの解消法は人それぞれです。友人に愚痴《ぐち》を聞いてもらったり、好きな本を読んだり、映画を観たり、音楽を聴いたり、家庭菜園で土に触れ、野菜づくりをすることがストレス解消になる人もいるでしょう。休みの日にはハイキングや旅行に出かけて、自然を満喫したり、非日常の空間に身を置くのもよいでしょう。自分なりのストレス解消法を見つけて、日頃からうまく発散するようにしてください。

ゆとりのある生活が心に余裕を生みストレスとも上手につき合える

おなかの底から声を出すカラオケは手軽で効果的なストレス解消法

日本人が世界に誇る発明品である「カラオケ」ですが、ストレス解消にも大きな効果を発揮します。

歌を歌うときには、大きく息を吸い込んでおなかから声を出します。すると自然に腹式呼吸をしていることになります。カラオケに行った翌日、おなかが筋肉痛になることがあるのは、大胸筋や腹部の筋肉を無意識のうちに使っているためです。

腹式呼吸を行うと横隔膜《おうかくまく》が上下に動くので、胃腸や肝臓などがマッサージを受けたようになり血行が促進されます。また、胸部や腹部の筋肉を動かすため、体内で熱が発生するという利点もあります。歌を歌っているだけなのですが、意外とエネルギーを消費しているのです。最近では、歌い終わった後に消費エネルギーが表示されるカラオケ機器もあるようです。

こうした身体的な効果もありますが、おなかから声を出して好きな歌を歌うことはそれだけでストレス解消になります。

とくにこれといった趣味がない人や、旅行やハイキングに出かけるのがおっくう、運動も好きではないといった人は、カラオケでストレス解消してみてはいかがでしょうか。カラオケであれば仕事仲間や友人などに、誘われる機会もあるでしょう。たまには思いっきり好きな歌を歌い、満足感や爽快感《そうかいかん》、高揚感《こうようかん》を味わってみませんか。

おなかの底から声を出して好きな歌を歌うとストレス解消につながる

笑いの力で健康アップ 認知症の予防・免疫力アップ・病気予防

最近、医療業界で「笑い」の効果が注目されています。心の底から笑うと、脳神経細胞から「βエンドルフィン」という物質が分泌され、気分が爽快になります。同時に脳神経細胞も活性化され、認知症の予防に作用するのではないかと期待されています。

ほかにも、笑っていると末梢血管《まっしょうけっかん》が拡張して全身の血液循環がよくなり、全身のすみずみの細胞まで血液が届くようになります。血行がよくなれば老廃物の排出がスムーズになり、血液が浄化されて病気の予防になります。また、笑うことで免疫力が高まったり、新陳代謝が高まるとも言われます。

「笑い」が病気を治すわけではないのですが、笑いとともに生まれる爽快感や楽しさが心身を元気にしてくれるのでしょう。笑いはストレスと対局にあるものかもしれません。クヨクヨと悩んでいても、心の底から大笑いしたらあまり気にならなくなっていた、という経験をしたことのある人もいるのではないでしょうか。

アメリカではストレスや笑いについての研究が進んでいて、ストレスが免疫力の低下を招き病気を起こすという考え方が一般的になってきました。日本でもその傾向はありますが、まだまだ遅れています。ストレスがかかると「アドレナリン」や「ノルアドレナリン」という物質が、副腎《ふくじん》や交感神経から分泌されて、からだによくない影響を与えます。一方、笑いで分泌される「βエンドルフィン」には、これらの物質を消去する働きがあります。まさに、笑いはストレスをふきとばす薬と言えるでしょう。

βエンドルフィン効果が期待できるいいことづくめの笑いの作用

適度な日光浴で免疫力をアップしてからだを丈夫にする

最近、オゾン層の破壊などで紫外線が心配され、「日光浴は皮膚がんのリスクが高くなるのでよくない」という意見が出ています。たしかに、赤道直下の国々、とくにオーストラリアでは皮膚がんが問題になっています。しかし、これは、もともと紫外線がそれほど強くない国の人々が、赤道直下で生活しているために発症しやすくなっているのです。

もともと紫外線の強い地域に住んでいる人は、皮膚の色が濃く、紫外線から身を守るようになっています。しかし、オーストラリアでは移住などで紫外線に対して弱い白人が増えたこともあり、皮膚がんが増加しているのです。

日本は赤道直下ではありませんし、皮膚も黄色人種ですから白人ほど紫外線に弱くはありません。また、日光浴には骨を強くしたり、皮膚の血行をよくして新陳代謝を促す、免疫力を高めるといったよい作用があります。

そのため、毎日の適度な日光浴は、からだによい影響を与えるとされすすめられています。ただし、長時間当たりすぎたり、真夏の午後に日光浴するのは、熱中症の心配や日焼けによるやけどが心配されるので避けた方がよいでしょう。なにごともほどほどを心がけましょう。

日光浴で汗をかくと、皮脂腺からの老廃物の排出も促します。ただし、汗をかいたときには水分を補給するのを忘れないようにしてください。

血行促進、発汗、免疫力を高める、骨を強くするなど日光浴によるさまざまな恩恵を受ける

しょうが湿布の作り方

しょうが湿布は、しょうがを使った手作りの温湿布です。しょうがの温熱作用、鎮痛作用、血行促進作用を利用した湿布で、関節痛や筋肉痛、婦人病、胃腸病、気管支炎やぜんそくのせき、アトピー性皮膚炎などの症状の軽減に奏効します。

【材料】：ひねしょうが約150g、水2ℓ、木綿の袋、厚手のタオル2枚、ビニール

【作り方】

①すりおろしたしょうがを、木綿の袋に入れて上部をひもで縛る。

②鍋に材料の水と①を入れ火にかけ、沸騰寸前で火を弱火にする。

③②の火を止め、70度くらいになったら、タオルを1枚浸し、軽く絞って患部に当てる（湯が熱いのでやけどしないように注意する）。

④そのままだとすぐに冷えるので、タオルの上にビニールをかぶせ、その上に乾いたタオルを乗せる。

⑤10分くらいたったら、乾いたタオルとビニールをはずし、濡れたタオルをふたたび湯につけて軽く絞り、患部に当てる。

⑥③〜⑤を2〜3回繰り返す。

＊痛みや症状がひどいときには1日2〜3回行う。

＊しょうがを入れた湯は温め直して2〜3回使える。

第6章

自宅でできる
自分で治す
処方箋

肥満

一般的な肥満の判定はＢＭＩ（ボディ・マス・インデックス）や体脂肪率によって行われています。西洋医学では、摂取エネルギーが消費エネルギーよりも多いことが肥満の原因です。しかし、漢方では肥満は新陳代謝がうまくできていない、つまり尿や便の排泄が低下している状態を言います。とくに、水分の排泄低下による水太りが多いようです。これは体温の低下が原因で、肥満を解消するには体温を上げることが重要です。

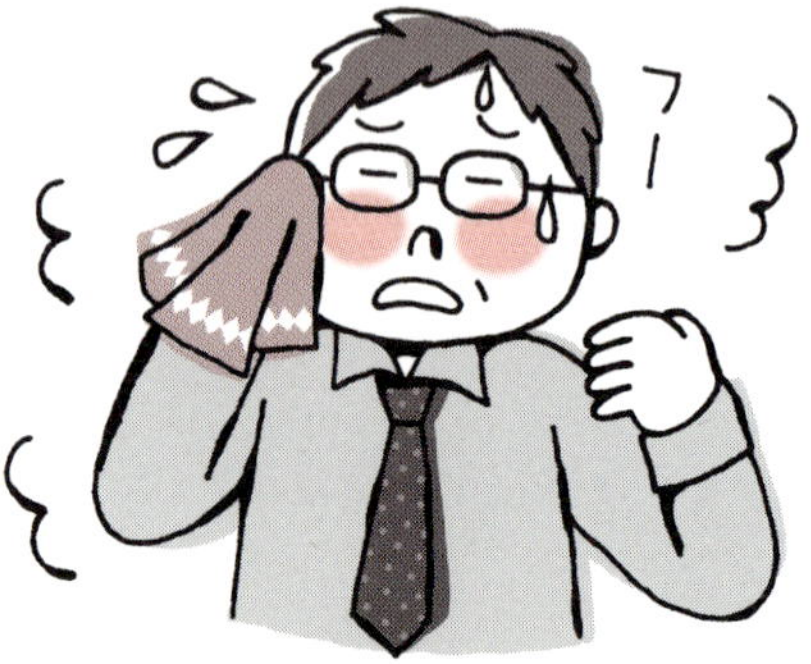

予防・治療法（1つでも2つでもできるものを励行すること）

●赤色・黒色・橙色の食品（陽性食品）を積極的にとり、青色・白色・緑色の食品（陰性食品）を控える（からだを温める）
●玄米、芋類、豆類、海藻類、こんにゃくなどをしっかりとって、食物繊維を積極的にとる（便秘を改善する）
●ねぎ、玉ねぎ、にら、にんにく、らっきょうなどアリル化合物を含む食品をとる（血行をよくする）
●しょうが紅茶（124ページ参照）を1日3杯以上飲む（からだを温める・利尿作用で水太りを解消する）
●以下の3種類の生ジュースを1日2〜3回に分けて飲む（にんじん2本／240cc・りんご1個／200cc・きゅうり1本／80cc）
●運動する習慣をつけて体内で熱をつくり、代謝を上げる
●入浴やサウナで発汗を促し、余分な水分を排泄する

便秘

一般的には便秘の改善には「冷たい水を飲む」「生野菜や果物を食べる」などと言われます。しかし、実際に女性などに多い便秘はどちらかと言うと、冷えによって腸の働きが低下して起こっています。ここに冷たい水や生野菜、果物を入れるとさらに腸を冷やし便秘を悪化させてしまうこともあります。

便秘になると、腸からのコレステロールのほか老廃物の排出がスムーズにできなくなり、高脂血症や肥満を招いたり、解毒作用を担う肝臓に負担をかけることになります。また、肌荒れの原因にもなります。

予防・治療法（1つでも2つでもできるものを励行すること）

- 腸を温め、緩下作用《かんげさよう》、利尿作用のある小豆をとる
- からだを温め、食物繊維を多く含む「黒ごま塩」をごはんにふりかけて食べる
- すりおろしりんご1～2個、乾燥プルーンを毎日食べる
- 海藻類、豆類、こんにゃくなど食物繊維の多いものをしっかりとる
- アロエの葉5～6枚を洗って薄切りにし、コップ1～2杯の水を入れた鍋で、半量になるまで煎《せん》じる。はちみつを加えて飲む
- 以下の生ジュースを1日2～3回に分けて飲む（にんじん2本／240cc・りんご1個／200cc・ほうれん草100g／70ccもしくはアロエ50g／35cc）
- 腹筋運動をする（腹筋の強化はスムーズな排便につながる）

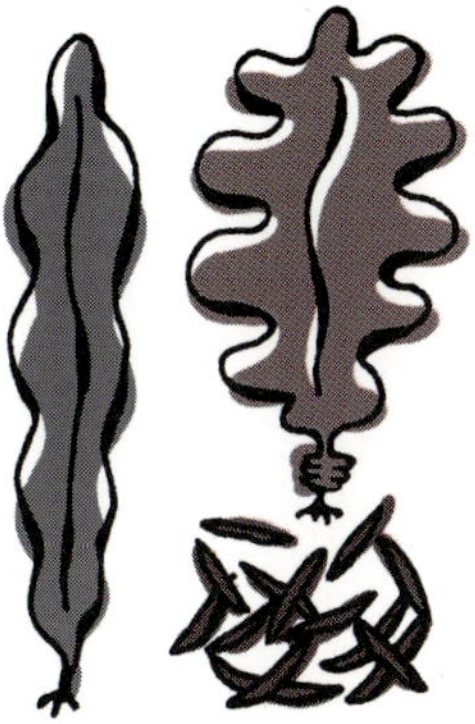

腹痛・下痢

腹痛にはさまざまな原因があります。急性虫垂炎《きゅうせいちゅうすいえん》、腹膜炎、急性膵炎《きゅうせいすいえん》、胃・十二指腸潰瘍、腸閉塞《ちょうへいそく》、子宮内膜症、子宮筋腫などの病気は、病院での治療が早急に必要です。これらはおなかの痛む部分によって、ある程度は推察できます。

これ以外にも、腸内にガスがたまっている、おなかが冷えた場合にも腹痛は起こります。また、体内に水分がたまりすぎた「水毒《すいどく》」の場合には下痢《げり》を起こします。体内にたまった水分を尿や下痢で排出すると腹痛は治まります。

予防・治療法 （1つでも2つでもできるものを励行すること）

- 梅醤番茶《ばいしょうばんちゃ》（96ページ参照）を飲む
- すりおろしりんご2〜3個を毎日食べる
- 軽い場合にはしょうが紅茶（124ページ参照）にシナモンを少々加えて飲む
- しょうがの粉末、朝鮮人参の粉末、山椒を2対1対1の割合で湯飲み茶碗にいれ、湯で溶いて飲む
- 自然塩を焼いてから布袋に入れ、下痢の場合はへその位置、腹痛は痛みのある場所に当てて温める
- しょうが風呂、塩風呂（106ページ参照）に入る
- しょうが湿布（168ページ参照）を痛いところに貼る

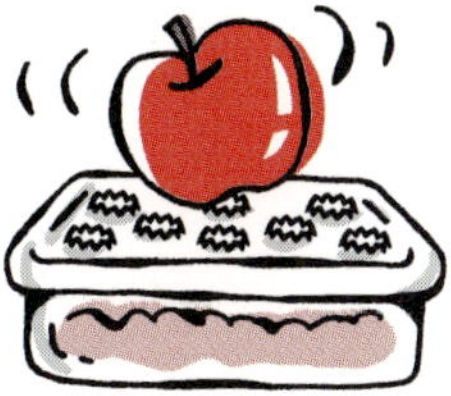

かぜ・せき

かぜや気管支炎などは、細菌やウイルスなどが体内に侵入して起こると言われています。しかし、漢方では血液の汚れやからだの冷えが原因で起こると考えられています。

西洋医学では抗生物質や解熱剤、せき止めなどが処方されますが、これらは対症療法であり、根本的に治すにはからだを温め、食を少なくして血液を浄化する必要があります。

予防・治療法（1つでも2つでもできるものを励行すること）

●食欲がないときには無理に食べる必要はない（食欲不振は血液を浄化させ、白血

球の働きを活発にして免疫力を高めるための反応)

●ごく初期のかぜであれば、サウナ浴、入浴などで発汗すると早めによくなる(体力のある人のみ)

●熱いみそ汁にねぎをたくさん入れて飲み、すぐに眠る

●しょうが紅茶(124ページ参照)、しょうが湯(95ページ参照)を1日に2〜3回飲む

●梅干しを2個、網で黒焼きにして、熱いお茶といっしょに飲む

●日本酒(熱燗《あつかん》)50ccに卵の黄身を入れて飲み、すぐに眠る

●ウイスキーの湯割りにレモン1/2〜1個を絞り入れたもの(もしくは熱燗にした赤ワイン)飲み、すぐに眠る

●清酒20ccを湯飲み茶碗に入れ、しょうがの絞り汁を10〜15滴、熱い湯を加えて飲み、すぐに眠る

●以下の生ジュースを1日2〜3回に分けて飲む(にんじん2本/240cc・りんご1個/200cc・大根100g/70cc)

発熱

かぜや気管支炎、肺炎などの感染症や、膠原病《こうげんびょう》、がん、疲労などで発熱します。西洋医学では解熱薬を用いることがほとんどですが、発熱は体内の老廃物を燃焼して血液を浄化している反応です。

薬などで無理矢理抑えてしまうと、この反応が中断されてしまいますので、むやみに解熱させるとよくないことも多いものです。

発熱のときには、水分、ビタミン、ミネラルを補給して、十分な発熱と発汗を促しましょう。血液中の老廃物がなくなり、血液が浄化されると自然に治まります。葛根湯には発汗を促進して老廃物の排泄を促し、熱を下げる作用があります。

予防・治療法（1つでも2つでもできるものを励行すること）

●しょうが紅茶（124ページ参照）または、くず粉3gを入れたしょうが紅茶を1日3〜4杯飲む

●以下の生ジュースを1日2〜3回に分けて飲む（にんじん2本／240cc・りんご1個／200cc・きゅうり1本／80cc・レモン50g／35cc）

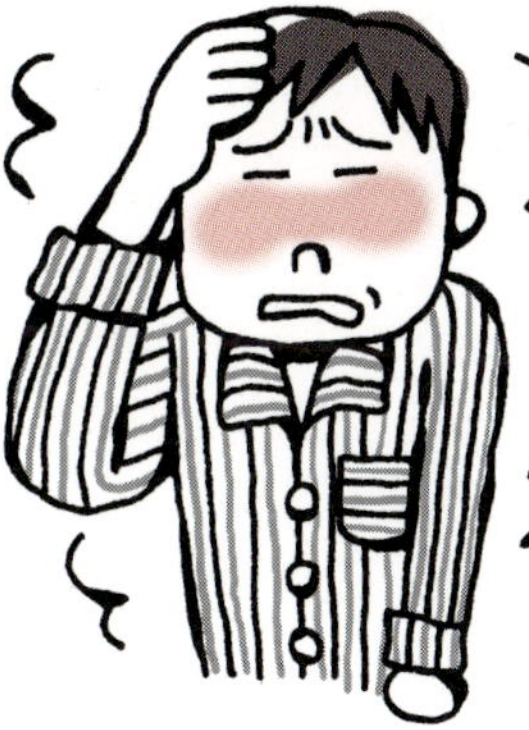

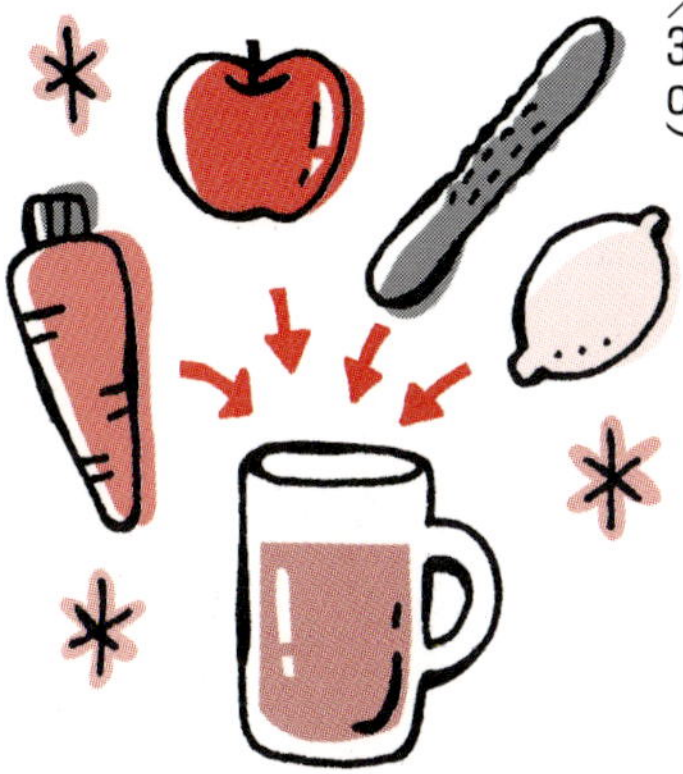

アレルギー性疾患

アトピー性皮膚炎やぜんそく、蕁麻疹、花粉症といったアレルギー性疾患は、西洋医学では抗原《こうげん》抗体反応《こうたいはんのう》でできた物質が、マスト細胞（肥満細胞の一種）を刺激してヒスタミンを遊出させ、さまざまな症状を起こすと考えられています。

漢方ではこれらの症状は、体内の余分な水分（水毒）を排出しようとする、体内の浄化作用のひとつと考えられています。水太りの人や冷え性の人に起こりやすいようです。

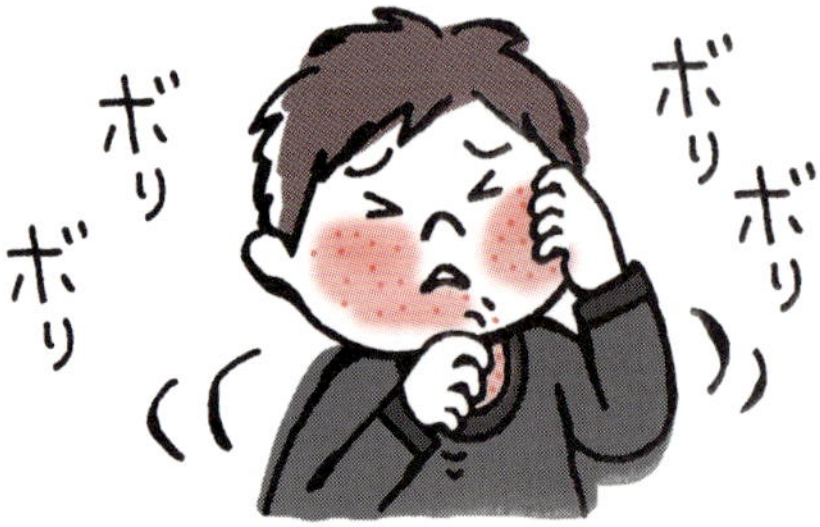

予防・治療法（1つでも2つでもできるものを励行すること）

●塩分をはじめとする陽性食品（84ページ参照）をしっかりとる
●平熱が36・5度以上になるようからだを温める
●運動、入浴などでからだを温める
●ねぎ、玉ねぎ、にら、にんにくなどアリル化合物を含む食品、海藻類は抗アレルギー食品なので積極的にとる
●しょうが紅茶（124ページ参照）を毎日3杯以上飲む
●夏は海水浴に行き、塩と日光浴でからだを温める
●運動や入浴、サウナなどで発汗を促すことを条件に、ぜんそくの場合は以下の生ジュースを1日2〜3回に分けて飲む（にんじん2本／240cc・りんご1個／200cc・キャベツ100g／70cc＊アトピー性皮膚炎の場合はキャベツの代わりにごぼう100g／50ccを）

頭痛・筋肉痛・肩こりによる痛み

雨の降る日や前日、寒い季節、冷房の効いた部屋などでは、頭痛や筋肉痛、肩こりの痛みなどがひどくなります。これは、からだが冷えることで、体内に余分な水がたまる（水毒）ために起こります。

入浴してからだを温めたり、痛い場所に温湿布すると和らぎます。

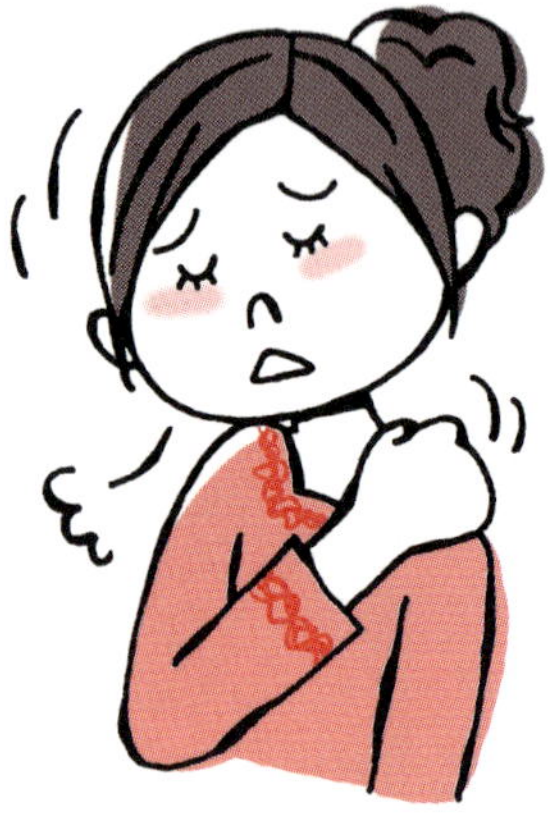

予防・治療法（1つでも2つでもできるものを励行すること）

●しょうが紅茶（124ページ参照）にくず粉3gを入れて1日2～4杯飲む
●玉ねぎ½個を刻み、卵1個といっしょに湯飲み茶碗に入れてよく混ぜ、しょうゆととうがらしを加え、熱いごはんにかけて食べる
●ねぎを細かく刻んで同量のみそと混ぜ、茶碗に入れて熱湯を注いだものを飲み、すぐに眠る
●ねぎを加えたしょうが湯（95ページ参照）を1日2～3杯飲む
●しょうが風呂、塩風呂（106ページ参照）に入る
●しょうが湿布（168ページ参照）を痛いところに貼る
●とうがらしチンキ（とうがらし3個を刻み、45度のホワイトリカー1ℓといっしょに密封びんに入れ、冷暗所に1か月保存した後でこしたもの）を痛いところに塗る
●梅干しの果肉をつぶしてガーゼに塗り、痛いところに貼る

精力減退

足腰が衰え、下半身が弱くなると精力が減退して老化が進み、病気にかかりやすくなります。植物の根は人間の下半身に似ているため、漢方では山芋やさまざまな植物の根からとれる生薬が有効とされています。

このほか、亜鉛を多く含むかきや黒ごまもよいと言われています。ウォーキングやスクワットで下半身に筋肉をつけることも大切です。

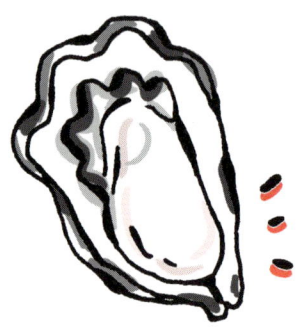

予防・治療法（1つでも2つでもできるものを励行すること）

●麦トロめしやトロロそばなどを常食する
●セックスミネラルと呼ばれる亜鉛をはじめ、五大栄養素を含む黒ごまを積極的にとる
●亜鉛を多く含むかきを積極的にとる（えびにも強壮作用あり）
●亜鉛を含むしょうが紅茶（124ページ参照）やしょうが湯（95ページ参照）を積極的に飲む
●山芋酒やにんにく酒を眠る前に飲む
●以下の生ジュースを1日2～3回に分けて飲む（にんじん2本／240cc・りんご1個／200cc・セロリ100g／70ccまたはしょうが15g／10cc）
●下半身の血行をよくするためウォーキングやスクワットを行う

更年期障害

更年期障害は、肩こりや頭痛、めまい、耳鳴り、不安、不眠、発汗、のぼせ、ほてりといった不定愁訴《ふていしゅうそ》を伴います。西洋医学では女性ホルモンの乱れが原因とされていますが、漢方では下半身の冷えが原因と考えられています。

女性の下腹を触診するとかなり冷えていることが多く、その結果、卵巣や子宮への血流が悪くなって、その働きも低下してしまっています。

下半身の冷えは更年期障害の諸症状を引き起こすため、血行をよくして瘀血《おけつ》を改善することが第一となります。

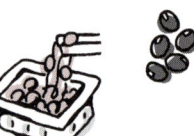

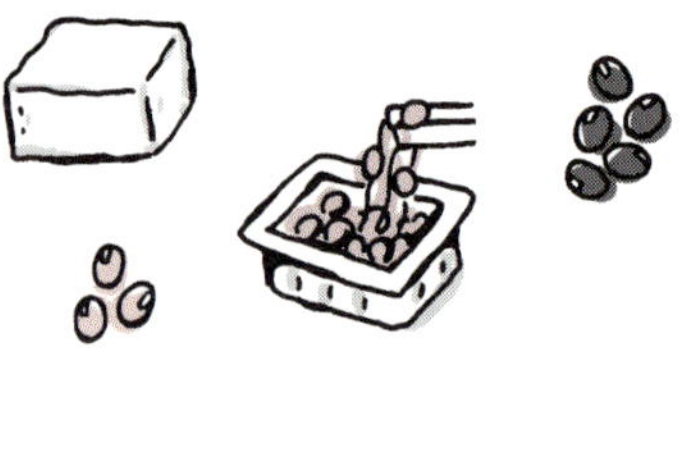

予防・治療法（1つでも2つでもできるものを励行すること）

●血行をよくして瘀血を改善するセロリ、パセリ、にんじん、セリ、アシタバなどをしっかり食べる
●以下の生ジュースを1日2～3回に分けて飲む（にんじん2本／240cc・りんご1個／200cc・セロリ100g／70cc）
●女性ホルモンに似た「イソフラボン」を含む、大豆や黒豆を積極的にとる
●女性の生殖器の働きをよくするごぼうを積極的に食べる
●造血作用と浄血作用のある黒ごまを、ごま塩にしてごはんにふりかけて食べる。黒酢を入れたコップに黒酢の半量の黒ごまを加え、1か月間放置したあと、毎日小さじ2～3杯飲んでもよい
●血行をよくする大根の葉を積極的にとる（みそ汁に入れるなど）
●腹巻きを常時着用して腹部を温める
●半身浴、足浴などで下半身の血行をよくする

疲労

疲労には肉体的疲労と精神的疲労があります。肉体的な場合には、からだを温めて血行をよくし、糖質や塩分、ビタミン、ミネラルを補給すると改善されます。

次ページに挙げたそれぞれの項目で、あてはまるものが3つ以上あると疲労がたまりつつあるので注意しましょう。4個以上は黄色信号、9個を超えると疲労から病気に移行しつつあります。

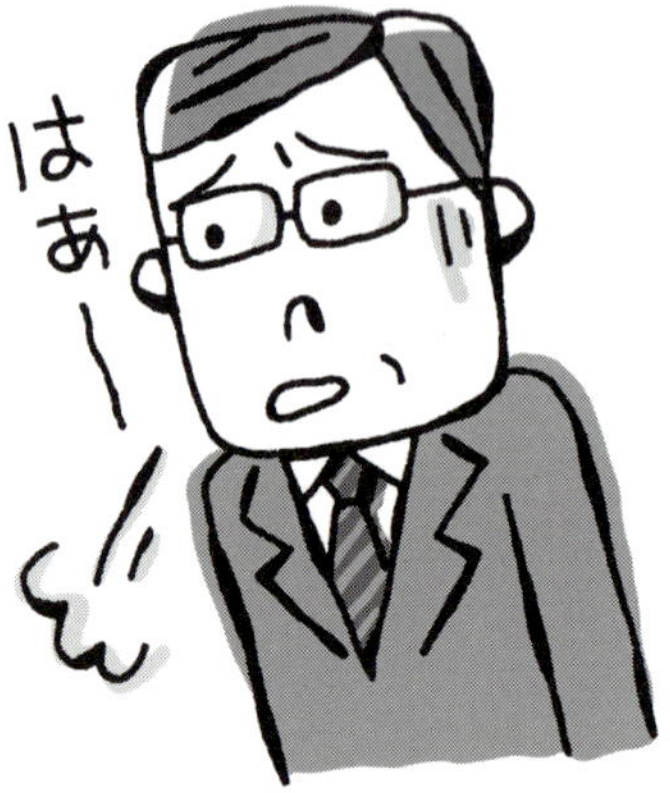

消化器の異常

・過食、食欲不振
・便秘、下痢、もしくはこの繰り返し
・腹痛

血行不良による異常

・頭痛、肩こり、目の痛み
・耳鳴り、めまい
・息切れ、動悸、不整脈
・ときどきある胸痛
・手足のむくみやしびれ
・鼻血、歯ぐきや痔からの出血

神経の疲労

・音やにおいに敏感になる
・手足、唇、まぶたがピクピク動く

精神の疲労

・不安、不眠、理由のない焦燥感《しょうそうかん》
・仕事や趣味に集中できない
・仕事でささいなミスや物忘れがある
・誰かといっしょにいるのが煩わしい
・自分はこの世に存在する価値がないと感じる

予防・治療法（1つでも2つでもできるものを励行すること）

●ねぎ、玉ねぎ、にら、にんにく、らっきょうなどアリル化合物を含む食品をとる（ビタミンB_1の疲労回復作用を高める）

●ねぎ（みじん切り10g）を加えたしょうが紅茶（124ページ参照）を1日2～3回飲む

●以下の生ジュースを1日2～3回に分けて飲む（にんじん2本／240cc・りんご1個／200cc・玉ねぎ50g／35cc）

●肉体的疲労の場合の入浴温度は41～42度の熱めの湯に5～10分。精神的疲労の場合は38～40度のぬるめの湯に15～20分。しょうが風呂（106ページ参照）、しそ風呂などに入ると、回復がさらに早くなる

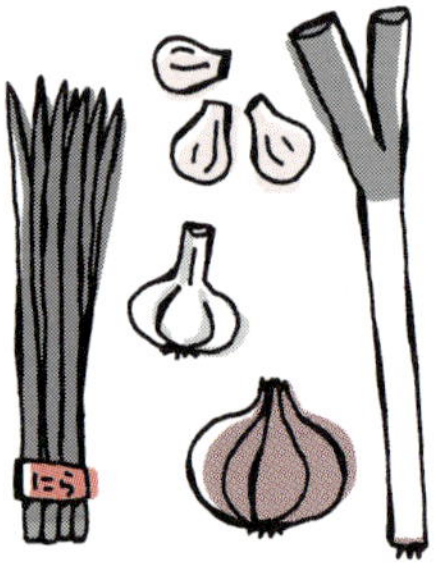

●著者紹介

石原結實（いしはら　ゆうみ）

医学博士・イシハラクリニック院長

1948年長崎市生まれ。長崎大学医学部卒業、血液内科を専攻。同大学医学部大学院博士課程修了。難病治療の食事療法で知られるベンナー病院（スイス）で研修を積み、長寿で有名なコーカサス地域（グルジア）の長寿食の研究のため、5回の現地調査を行っている。東洋医学を取り入れた独自の食事療法、運動療法で知られ、『おもいッきりテレビ』（日本テレビ系）などマスコミでの解説も好評を博している。著書に『「体を温める」と病気は必ず治る』（石原結實／三笠書房）、『プチ断食ダイエット』（いしはらゆうみ／サンマーク出版）、『病気は自分で見つけ、自分で治す！』（石原結實／KKベストセラーズ）など多数。

体を温めて病気にならない生き方

著　者 ――――――――――――――――石原結實

発行者 ――――――――――――――――永岡修一

発行所 ――――――――――――――株式会社永岡書店

〒176-8518　東京都練馬区豊玉上1-7-14

代表03-3992-5155　編集03-3992-7191

ＤＴＰ ――――――――――――――ディーキューブ

印刷所 ――――――――――――――――精文堂印刷

製本所 ――――――――――――――ヤマナカ製本

ISBN978-4-522-42406-3　C2176 ⑨